〔美〕 **芭芭拉·艾伦瑞克** 著

梁卿 译

**Barbara Ehrenreich**

# NATURAL CAUSES
# 与身体为敌

An Epidemic of Wellness, the Certainty of Dying,
and Killing Ourselves to Live Longer

北京时代华文书局

# 作者序言

年少时我渴望当一名科学家，可是世事多变，让我偏离了这个目标，结果我成了一名科学的鉴赏家。我不愿一辈子待在实验室或观测站耐心地记录测量结果，但我热衷于拜读相关人士的报告，无论探讨的是天文学还是生物化学。我广泛地阅读《发现》（*Discover*）和《科学美国人》（*Scientific American*）等刊载的原汁原味的报告。十年前，我读了《科学美国人》杂志上的一些内容后深感不安，心里唯有一个念头：**这颠覆了一切**。

那篇由《科学美国人》某编辑[1]撰写的文章称，免疫系统实际上促进肿瘤生长和扩散，这就好比说消防队居然由纵火犯组建。众所周知，免疫系统的功能是保护我们不受通常的细菌或病毒侵袭，我们指望它对癌症做出同仇敌忾的反应。就读研究生期间，我在两家专门研究免疫系统如何实施防御的实验室工作过，不由得把免疫系统视为神奇的、多数时候隐形的防护斗篷。打个比方，我可以走过死亡幽谷或暴露在致命的微生物环境下却浑然不觉，因为免疫细胞和抗体保护我免于伤害。可是它们露出了真容——站到了对立面。

我暗暗希望对免疫系统的诸多指责过几年就遭到反驳，"研究结果无法复制"的垃圾桶成为它们最终的归宿。可是它们持续存在，如今还得到了相关专家的公开承认，只是频繁用到"自相矛盾"这个词，表明专家对此也不无疑虑。我从通俗杂志转向科学文献，不承想在里面看到的却是这样的措辞。在科学领域，如果某个问题似乎是个"悖论"，就必须加倍努力把它解开——否则当然只好舍弃最初的部分假设，寻找新的范式。

免疫系统与癌症的悖论不仅成了一道科学谜题，还引起了道德上的深刻反响。我们知道，按说免疫系统是"好"的，流行的养生文献告诫我们要采取措施增强免疫系统，尤其勉励癌症患者要"保持乐观心态"：依照未经证实的理论，免疫系统是人有意识的头脑与无意识的身体之间沟通的渠道。要是免疫系统竟然促进癌细胞生长和扩散，那么对患者最不利的莫过于强大的免疫系统了。倒不如建议患者抑制免疫系统为好，比如使用抑制免疫反应的药物，也许还可以利用"消极心态"。

在 20 世纪中叶的生物学家想象中的理想世界里，免疫系统长期监测它遇到的细胞，碰上异常细胞就猛扑上去予以摧毁。这种名叫免疫监视的监测工作理应保证让身体远离侵入者或一切可疑分子，癌细胞也包括在内。但 20 世纪临近结束时，情况日益明朗：免疫系统不只给癌细胞发放通行证，在比喻意义上挥手让它们通过检查站，还故意违背一切生物学原理，帮助它们扩散到全身并形成新的肿瘤病灶。

这个问题与我本人息息相关。首先，2000 年我被确诊罹患乳腺癌，乳腺癌属于已经发现的由免疫系统助长的多种癌症之列。我的乳腺癌在查出时只扩散到一个淋巴结，但它立足那里，"老天，千万不要"——医生总要虔诚地说一句——向肝脏或骨骼挺进。与我本人相关的另一个问题涉及已经证明助长癌细胞扩散的免疫细胞的类型，它们叫作巨噬细胞，意思是"大胃王"。

碰巧我对巨噬细胞比其他人类细胞了解更多，倒不是说我对巨噬细胞了如指掌，只是出于种种原因，我后来读研究生时做过巨噬细胞的课题。不是因为它们与癌症有瓜葛，当年还全无这种嫌疑，而是认为巨噬细胞是身体无休止地与微生物侵略者做斗争的"前线部队"。它们相对于许多其他身体细胞来说体形巨大，用吞噬的方式消灭微生物，通常胃口很大。我用玻璃烧瓶培养巨噬细胞，用显微镜端详它们，用放射性元素标记它们体内的微粒，大体上做了一名研究生为了弄懂这些微小的生命体所能做的一切。我把它们视为朋友。

与此同时，我投身于研究和报道更为宏大的问题——整个人体和超越人体的整个社会。身为业余的社会学家，我目睹本国的医疗保健系统从"家庭手工业"发展成每年"烧掉"三万亿美元的大工程——雇佣数百万人，雄踞社区乃至占领天际线，为了哪些人应当掏钱的问题挑起政治战争，让选错答案的政客下台走人。这个浩大的工程给一部分人提供了谋生的饭碗，它还必须给其他人提供什么呢？除了包括免于失能、安全分娩和婴儿健康在内的诸多事项，它还承诺长寿。一句话，它为我们掌控——不是掌控政府或社会氛围，而是掌控自己的身体。

我们当中的雄才大略者谋求掌控身边的人，比如员工和一般下属。但我们当中哪怕极谦卑低调的人大概也愿意掌控自己皮肤范围以内的事物。我们热衷于通过节食和锻炼设法掌控体重和形体，如果其他办法都行不通，就用手术干预。由身体生出的各种暧昧不明的思想和情感也要求关注和操控。我们从小听到控制情绪的叮嘱，在渐渐长大的过程中，又教给我们从冥想到心理治疗等几十种控制情绪的方法。年老时又督促我们玩高难度的思维游戏如脑部锻炼（Lumosity）和数独（Sudoku）以保持脑力。我们身上没有什么不可以纳入掌控。

铺天盖地都在要求掌控，以至于让我们觉得也许可以根据顺势疗法，适度合理地反其道而行之——跟陌生人调调情，在城里烂醉一晚，肆意喧哗庆祝主队胜利。我们当中有钱有势的人可以前往有异域风情的地方，参加一些危险活动，用"历险假日"来过一下失控的瘾，比如登山或跳伞。假日结束后，他们还可以回归自制和掌控的养生之道中。

可是，不管我们付出多少辛苦，一切并不是都能尽在掌控，我们哪怕连自己的身体和思想也掌控不了。这是故意助长致命癌症的巨噬细胞教给我的第一课。身体——用更前沿的说法，"身心"——不是一台平稳运转的机器，各个零部件为了共同利益乖乖地各司其职。它顶多是个零部件的联合体——细胞、纤维乃至思维模式——它们也许各怀心思，不管这心思是不是对整体具有破坏性。那么，除了细胞反叛整个有机体这个要点以外，到底什么是癌症？连怀孕这种看似良性的状态竟然也在微观层面受竞争和冲突的驱动。

常规医学和模糊之至的"替代疗法"都给出了自我掌控的目标，至少允诺我们能够通过仔细监测自己的生活方式来延长生命和改善健康状况，这个时代就是如此，我知道很多人会觉得我的这种观点令人扫兴，甚至是失败主义的论调。既然体内的几个坏蛋细胞就能把人彻底打败，精心调节饮食和花在跑步机上的时间还有什么意义呢？

但是，巨噬细胞"谋反"只是促使我写这本书的第一条教训，故事讲到这里还没有结束。原来，体内许多细胞竟然都有本事做出生物学家所谓的"细胞决策"（cellular decision making）。某些细胞无须中央权威的指令便可"决定"接下来到哪里，去做什么，仿佛拥有了"自由意志"。我们会看到，类似的自由还扩充到许多通常认为无生命的物质微粒世界中，比如病毒，甚至原子。

过去教我相信是迟钝、被动或无关紧要的事物——如单个细胞，如今竟然能够做出选择，包括差劲十足的选择。随着我们对自然界增进了了解，说它洋溢着某种"生命力"并不为过。我会总结指出，这种洞见应当不仅影响我们怎样看待生活，还影响我们怎样看待死亡和死亡的方式。

三言两语无法总结这本书的内容，下面是大致可供遵循的路线图：前半部分专门描述对掌控的追求，表现为医疗保健、锻炼和饮食方面等"生活方式"的调整，还有虽然暧昧模糊却日渐壮大的涵盖身体和精神的"身心健康"产业。这些干预形式都促使人们思考人类控制的限度问题，带领我们进入生物学领域——身体内部有什么，身体的各个部件和要素对我们的刻意掌控是否敏感？它们是构成和谐的整体，还是永远处在冲突之中？

我对这种反乌托邦的身体观给出了新近出现的科学解释——身体不是一台秩序井然的机器，而是细胞层面持续冲突的场所，至少在我们已知的一切情况下，冲突至死方休。最后，在本书（也可以说我们各自人生）的结尾，留给我们的是"我是谁"这个不可避免的问题，或者就事而论："你是谁"。什么是"自己"，它若不是扎根于和谐的身体，我们又要它何用？

这里找不到告诉你"怎么办"的诫令，也找不到延长寿命、升级饮食和锻炼习惯或朝着更健康的方向精心调整心态的招数。要说有什么的话，我希望这本书能鼓励你重新思考个人掌控身心的项目。我们都希望活得更加长久和健康；问题是，在我们大家、至少多数人往往有更要紧的事情可做的情况下，该为此投入多少生命。士兵追求身强体健，却准备在战场上捐躯；卫生工作者冒着生命危险拯救处于饥荒和疾疫中的他人；见义勇为者挺身而出，挡在袭击者与袭击对象中间。

你可以痛苦无奈地把死亡视为生命终止，再千方百计想方设法延迟死亡的到来。也可以更加现实地把生命视为永恒（个人并不存在）的中断，抓住这个短暂的机会观察并与我们身边这个充满生机、令人惊奇不断的世界交流互动。

# 目　录

# 第一章

# 中年叛逆

这些年我放弃了许多医疗措施——如癌症筛查、年度体检、巴氏子宫癌检验——这些都是享有医疗保险、负责任的人该做的事情。这不是出于自杀冲动，连决定都算不上，更像一连串小决定的积累：是待在书桌前赶稿子，还是去初级保健办公室递交最新的检测结果，评估我的生物学可持续性；是出去散个步，还是在医疗机构假装舒适的企业环境中耗费一个下午。起初我责备自己懒散懈怠，未能及时办理明摆着能够延长生命的简单事宜。毕竟这是现代医学科学的堂皇许诺：你不必生病和死亡（至少暂时不必），因为问题能在易于治疗时"及早"发觉。在肿瘤只有橄榄大小的时候检查出来，比听任它长到哈密瓜大小要好。

我知道自己背离了长久以来的立场：我支持预防性医疗保健而不是昂贵的侵入式高科技干预。还有比待在一家市内医院配备高压氧舱，却不肯移动大驾走出去到附近的社区检测一下铅中毒更荒唐的事吗？筛查可预防的疾病而不是投入大量资源治疗重症患者，从公共健康和个人角度都是明智之举。

我知道自己还背离了我这个年龄段人们的常规做法。我的多数受过教育的中产阶级友人在步入中年甚至更早的时候就开始加倍努力维护健康。他们参加运动、练习瑜伽，在日历上填满要做的医疗检测和体检项目，他们大谈胆固醇、心率和血压数值的"好"和"坏"。他们基本上把日渐衰老的苦差事理解为自我剥夺，尤其在饮食上，医疗时尚和这样那样的研究谴责脂肪、肉类、碳水化合物、谷蛋白、乳制品或一切动物源性产品。在全世界的富人中间盛行了四十多年的注重健康的思维定势中，健康与品德密不可分，美食"过于可口就是罪过"，健康食品则只要味道不算差，就能用"可以坦然享用"来打广告。人们采取惩罚措施设法弥补一时的放纵，比如禁食、催吐或节食（一整天只喝各种果汁，精心安排次序）。

我对衰老的反应有所不同：我渐渐认识到，我已**老得可以死去**。我不是说各人自有寿数。当然没有哪个确定的年龄不再值得继续进行医疗投资，不管为了预防还是治疗目的。军队判断一个人年长到足以赴死的年纪是十八岁——年满十八岁，就可以派去上火线了。在生命另一端，许多人年逾古稀甚至更老，依然担任世界领袖，没人质疑他们需要大量持续的检测和护理。津巴布韦总统罗伯特·穆加贝（Robert Mugabe）92岁了，因罹患前列腺癌做过多次治疗。但是我们再看看报纸上的讣告，就会注意到，到了某个年龄，死亡不再要求啰唆的解释。虽然对讣告没有一概而论的社论规定，但通常死者若是年逾古稀，讣告作者完全可以使用"寿终正寝"这个词。有人去世固然令人悲伤，但没有人认为古稀老人去世是一场"悲剧"，也不会要求开展调查。

我认识到自己已经老得可以离世以后，就认定我也老得不必再为追求长寿而忍受痛苦、烦恼或无聊。我吃得很好，意思是我选择美味且尽可能延迟饥饿的食物，如蛋白质、纤维和脂肪。我做运动——不是为了长寿，而是因为运动让我心情愉快。至于医疗保健，我会为了迫在眼前的烦恼寻求帮助，却不再刻意寻找我至今尚未察觉的小毛病。理想情况下，一个人老得可以死去的决定应该由个人自己做出，如果有的话，以医疗保健可能提供的好处和（在某个年龄段相当重要）我们选择怎么度过余生的判断为依据。

我碰巧总是质疑医疗保健提供方推荐的流程；实际上，我属于坚持主张自己有权提出问题又不让对方把"不合作"或更糟糕的词语写入病历的一代女性。几年前，我的初级保健医生告诉我，我需要进行骨骼密度扫描，我当然要问个为什么：结果若是阳性，发现我的骨质因为年迈变得疏松，我能怎么办？幸运的是，他回答说，现在有一种药可以治疗。我告诉他，我知道这种药，我看过整页的杂志广告，也读过质疑其安全性和疗效的媒体文章。他说，想想事情的另一面吧，比方说完全可能发生髋骨骨折，事后只能入住私立养老院了。于是我勉强承认，接受这项医保可以报销的非侵入式检测，也许比动不了和住进养老院要好。

诊断结果是"骨质减少"，也就是骨骼密度变低，这种情况也许令人警觉，倘若我没有发现年龄在 35 岁以上的女性几乎人人如此的话。换句话说，骨质减少不是病，而是变老的正常现象。再多查查资料，资料都唾手可得，就会发现常规的骨骼扫描是相关药物的制造商一直大力宣传甚至提供资助的。[1]更糟糕的是，我确诊时备受青睐的药物本该起到预防效果，结果却适得其反，造成了骨骼退化和断裂。愤世嫉俗者也许会得出结论：预防医学的存在是为了把人变成案板上的鱼肉，任由渴求利润的医疗产业复合体宰割。

我首次悍然逃避筛查必检项目是乳房 X 光检查促成的。没人喜欢乳房 X 光检查，它相当于用蛮力把乳房变得透明。

首先，把乳房在两块片状物之间压扁，再用电离辐射对它进行轰炸，电离辐射恰好是唯一确知可以造成乳腺癌的环境因素。我自从 2000 年治疗过乳腺癌后，一直老老实实地接受乳房 X 光检查，如今过了十年左右，妇科医生的办公室报告称，我有一张"不良乳房 X 光片"。接下来的几周，我忧心忡忡地做了进一步检查，在此期间还因为"开车走神"吃了一张罚单。我当然是因为心事重重才走神的：我是再经受一次导致身体衰弱的癌症治疗，还是这一次就听天由命呢？

我检查了声像图，在棺材似的核磁共振成像（MRI）仪内与恐慌展开搏斗，最后的结果却是那张"不良乳房 X 光片"为假阳性，是高度敏感的新型数字成像导致的。那是我最后一次做乳房 X 光检查。唯恐这个决定太鲁莽，我又获取了某大城市高端肿瘤学家的支持，他看了我的全部医学影像，说没必要再见到我，我理解为我们就此别过，永不相见。

这以后，我每次看病或看牙医似乎都以争执收场。牙医——我旅居全国各地，看过多位牙医——总想让我重拍一次 X 光片，哪怕问题只是一颗牙的牙尖上有个小豁口。我只能想起自己年轻时每家鞋店都配备的 X 光机，它鼓励孩子们在试鞋子合不合脚时用来透视两只脚的骨骼。这种乐趣在 20 世纪 70 年代戛然而止，"荧光镜"作为危险的辐射源最终遭到禁止。嘴巴比双脚更容易患癌，我何苦要一年一度常规性地把自己的嘴巴暴露在高剂量的 X 射线之下？如果有理由怀疑可能出了结构性问题，要拍片就拍吧；但是，如果只是为了满足牙医的好奇心或达到一些抽象的"保健标准"——我不干。

在这些交往中，专业人士对我的主诉——通常大概意思是"我感觉很好"——不予理睬，却青睐仪器的神秘发现，这一点给我留下了深刻印象。在没有明显迹象或症状的情况下，某医生决定使用他专门采购的最新手持仪器测量一下我的肺活量。我依照指示对着仪器吹气，使出了吃奶的力气，他的屏幕上却什么也没有显示。他满脸焦灼不安，摆弄着仪器对我说，我好像发生了肺阻塞。我辩解，我每天至少做 30 分钟有氧运动，还不算正常走路，但我还是太客气了，没有演示我还有力气发起气势磅礴的口头争论呢。

说来奇怪，在普通的补牙过程中，牙医竟然建议我检查睡眠呼吸暂停。牙医怎么涉足了正常属于耳鼻喉专家的地盘，我不清楚，但她推荐我去某"睡眠中心"做检查，给身上密密麻麻接满电线、与监测仪器相连，在这种情况下努力睡眠，再回到她这里购买治疗器具：一个颅骨形状的吓人面具，据说可以预防睡眠呼吸暂停，却绝对会扼杀性活动的最后一丝苗头。我抗议说，没有证据表明我承受着这种失调——没有症状，也没有可察觉的迹象——牙医说，我可能没有察觉，接着又说，它会在睡眠中要了我的命。我告诉她，我可以接受这个前景。

一到 50 岁，医生就开始推荐——有一次竟然苦口婆心地恳求——我做结肠镜检查。跟乳房 X 光检查一样，屈从于结肠镜检查的压力很难避免。名人给它做宣传，喜剧演员拿它逗乐。三月是结直肠癌宣传月，一根 8 英尺<sup>*</sup>高的充气结肠在全国巡游，让对肛门好奇的人们漫步穿过，"从内部"观察可能癌变的息肉。[2] 如果说乳房 X 光检查好比某种重新定义的施虐，那么结肠镜检查就是真实性侵的模拟。首先，患者服用镇定剂——常为俗称的"约会迷奸药"咪达唑仑，再把一根长软管（一端绑着摄像机）插入直肠，一路深入并穿过结肠。比这个变态的过程更让我厌恶的是，为了保证小摄像机能够拍到粪便以外的东西，体检前一天应当禁食和通便。我把这项检查一年年往后拖，拖到我终

_____

\*　约 2.44 米。

于感到心安——我知道既然结肠癌通常生长缓慢，我体内癌变的息肉不太可能蓬勃生长，反正到那时我已经由于其他原因接近死亡了。

这时我的内科医师——某中等规模医生集团（group practice）的主治医师——发出一封信，宣布他为了给愿意在已经支付的医保费用以外每年额外多掏 1500 美元的病人提供更高水平的"礼宾保健"，要暂停普通医疗。这种精英保健包括 24 小时随时候诊，闲暇探视。这封信还承诺常规检查之外一切种类的检查和筛查。就是在这个时候，我最后下定了决心：我预约就诊，面对面对他说，首先，他愿意放弃不太有钱的患者，让我很诧异，因为他们似乎构成了候诊室的多数人口。其次，我不想多做检查；我希望医生能**保护**我免于不必要的流程。我要继续与偶尔接受筛查的普通患者群体为伍。

当然，不必要的筛查和测试在所难免，因为医生下了医嘱，但医疗行业正在越来越多地遭遇反叛。人们渐渐认识到过度治疗是个公共健康问题，有时候称为"流行病"。这是国际医学会议和证据充分的图书的合适主题，如 H. 吉尔伯特·韦尔奇（H. Gilbert Welch）与达特茅斯的同行莉萨·施瓦茨（Lisa Schwartz）及史蒂夫·沃洛辛（Steve Woloshin）合著的《过度诊断：为追求健康而致病》（*Overdiagnosed: Making People Sick in the Pursuit of Health*）等。现在，连标准预防保健的长期拥趸、健康专栏作家简·布罗迪（Jane Brody）也建议我们，做曾经的常规筛查要三思而行。医生博主约翰·M.曼德罗拉（John M. Mandrola）直言不讳地告诫：

> 与其害怕没有查出疾病，患者和医生应该害怕医疗保健。避免医疗错误的最佳办法是避免医疗保健。默认状况应当是：我身体很好。保持好身体的办法是始终做出明智的选择——别让医生没事找事。[3]

步入老年以后，成本/收益分析发生了改变。一方面，到了65岁就有资格享受医保（Medicare），医疗保健更可负担——对美国人来说如此。做筛查和检测的说教不绝于耳，亲人异口同声加入进来。拿我来说，我对一切医疗诊查的渴求每个星期都在减退。假设预防保健发现了什么毛病，要求我经受痛苦的治疗或付出牺牲——手术毁容、放射治疗、生活方式骤然受到限制等，这些措施也许能把我的生命延长几年，但延长的却是痛苦枯槁的生命。像如今这样，预防医学往往延伸到生命的终点：鼓励75岁的老人做乳房 X 光检查，让绝症无望康复的人们屈从于其他疾病的筛查。[4] 医学会议上，有人报告称，某位百岁老人首次进行了乳房 X 光检查，听众席爆发出一阵"热烈欢呼"。[5]

这种对检测、筛查和监测的强迫性冲动的原因之一是利润，美国尤其如此，它的医保体系高度私有化，常常以营利为目的。医生——医院、制药公司——怎么从本质上身体健康的病人身上赚钱呢？让他们接受检查和体检，达到足够的数量一定能查出点毛病，至少值得继续跟进。吉尔伯特和诸位合著者打了个生动的比方，借用某位分形几何专家的话："多少座岛屿环绕着英国海岸？"答案当然取决于所用地图的分辨率和对"岛屿"的定义。使用高分辨率技术如 CT 扫描，查出微小的异常情况几乎不可避免，于是导向更多检查、处方和诊疗。如果建议做检查的医生在其所推荐的筛查和照影机构存在经济利益，过度检查的倾向就骤然加大了。

推动过度检查和过度诊断的不只是渴求利润的医疗体系。消费者个人，即曾经和潜在的患者也会要求做检查，如果觉得未予满足，竟然还会威胁发起医治不当的诉讼。过去数十年，若干"患者游说"（patient advocacy）团体应运而生，为数十种疾病"品牌"宣传筛查的必要性。许多团体都由名人代言——凯蒂·库瑞克（Katie Couric）代言结直肠癌，鲁迪·朱利安尼（Rudy Giuliani）代言前列腺癌——各个团体分别佩戴特定颜色的丝带——乳腺癌是粉红色、睾丸癌是紫色、黑素瘤是黑色、自闭症是拼图图案，诸如此类——还有密集举行宣传游说活动的宣传日或宣传月。这一切的目的是唤醒普遍的"意识"，让人们愿意进行适当的筛查，如乳房X光检查和PSA（前列腺特异性抗原）检测。

竟然有规模可观的拥趸支持名声扫地的检查。美国预防医学工作组（U.S. Preventive Services Task Force）决定撤销50岁以下女性的常规乳房X光检查的建议时，连一些女性主义保健团体也大声疾呼表示抗议，我本来指望她们对常规医疗实践多一些批评呢。一小群妇女自称乳腺癌幸存者，在工作组办公室外的公路上示威，仿佛哭着喊着要别人挤压自己的乳房。2008年，这个工作组把PSA检查评为D级，但朱利安尼等游说人员坚称这项检查救了他的命，继续为它摇旗呐喊，多数医生也一样。[6]许多医生用（他们理应给予患者的）"心里踏实"给价值可疑的检查找理由——当然，除了拿到假阳性结果的病人。

甲状腺癌尤其容易过度诊断。随着更加高能的成像技术的引入，医生能在人们颈部查出许多更小的肿块并进行手术切除，不管手术有无必要。现在判断认为，21 世纪头十年，美国、法国和意大利妇女做过的甲状腺癌手术估计 70% 到 80% 都是毫无必要的。韩国医生对甲状腺癌的筛查格外认真，这个数字在韩国上升到 90%（男性也蒙受过度诊断，但数量少得多）。患者为手术付出代价，包括终身依赖甲状腺激素，因为甲状腺激素并不总是完全有效，病人也许还经常感到"抑郁和怠惰"。[7]

迄今为止我没有察觉到公众在酝酿对不必要的、往往有害的医疗筛查制度发起反叛。几乎没有人亲口承认放弃检查，科普作家约翰·霍根（John Horgan）虽然坦然承认，他在《科学美国人》的博客文章中讨论过自己为何不做结肠镜检查——却又自嘲为"反对检查的傻瓜"，略微削弱了他有理有据的论点。[8] 多数人调侃地说起在接受所推荐的检查时十分难受，却昂然地屈从于期待他们做的一切检查。

不过另一条战线在酝酿重大反叛。我们接连不断地读到慨叹"临终医疗化"的文章，通常重点描写曾经生龙活虎的父母或祖父母清清楚楚地交代要自然死亡，不要医疗介入，结果却浑身插满管子躺在重症监护室的病床上动弹不得。医生见惯不怪——曾经说话风趣的人插着呼吸机一言不发，曾经事事讲究的人大小便失禁——有些人痛下决心不让这种情况发生在自己身上。他们也许拒绝医疗，知道医疗可能导致失能而不是健康，就像那位整形外科医生在拿到胰腺癌的诊断结果后，马上关闭诊所回到家，在相对的舒适安宁中死去。[9] 还有少数医生更加果决而前瞻，在身上文了 "NO CODE" 或 "DNR" 字样，意思是 "拒绝全力抢救"。他们排斥自己常规性地加在患者身上的猛烈的临终措施。

　　放弃预防保健后，我顺着这个脉络做了更进一步的思考：我不仅排斥医疗化死亡的折磨，也拒绝接受医疗化的生命，我的决心随着年龄增长越发坚定。我的余生在缩短，每个月、每一天都弥足珍贵，不值得在没有窗户的候诊室或冰冷机器的审视下度过。老得足以死去是一项成就，不是失败，它带来的自由值得庆贺。

第二章

# 羞辱仪式

　　与同时代同阶层的多数年轻女性一样，我最早跟医疗行业打交道是在到了生育年龄的时候，起初是出于避孕的需要。当时可用的主要避孕用具是子宫帽——无须深厚的医学造诣也能操作的低科技隔离法。但是，为了争取医疗行业支持节育合法化，桑格夫人*（Margaret Sanger）把子宫帽和其他节育方法的处方权拱手交给了医生。于是，在 18 岁左右，我第一次被迫（当然是）给男性妇科医生摆放截石位**，接受我觉得难堪之至的操作。大概过了十年后，怀孕让我陷入了每月定期看医生的困境，以分娩前几周最为难熬。我在就诊的诊所由妇产科主治医生做骨盆检查。双方谁都没说一句话，直到医生从我的阴道取出内窥镜，我问了一句，我的子宫颈口有没有开始扩大。他望着护士，用调皮的腔调问："像这么样的一位好姑娘在哪里学到了这些话？"

---

　　*　桑格夫人（1879—1966），又称山额夫人，美国控制生育运动倡导者。
　　**　妇科检查或肛门手术中最常用的体位。患者仰卧于病床上，双腿分开放于支腿架上，最大程度显露会阴。

这次检查对我的身心健康有无影响——更要紧的是对我尚未出生的孩子有无影响，我无从知晓，但它瞬间的情感冲击十分猛烈。我气炸了。我不仅看过探讨怀孕的标准的大众市场读物，还刚刚拿到细胞生物学博士学位，能够以这位产科主任看来类似的淫秽用语滔滔不绝地讲下去。我应该指出，就在这个瞬间，我成了完全意义上的女性主义者——自觉的女性，不是物品，也不是白痴。值得永远称赞的是，护士什么话也没说，始终摆着一张扑克脸。

此后几年，我从未质疑过定期安排时间接受产前保健、产后护理、婴幼儿预防保健的必要性。我是位好妈妈，按照要求到场接受了孩子们成长所必需的一切疫苗接种和措施。但这个过程中存在诸多暗示：在规定的必要保健以外，有些事情正在发生。儿科医生给我第二个孩子开了一种抗生素用来治疗感冒，我问她有没有理由认为孩子的病是细菌性的。"没有，是病毒引起的，但我总是给神经紧张的妈妈开抗生素。"换句话说，开抗生素是做给我看的。我嘀咕一句，我才不是吃这一套的妈妈呢，就抱起孩子扬长而去。

如果医疗过程对人的生理机能没有明显的效果，这个过程该怎么归类？显然这是一种仪式，可以笼统地定义为"由一系列按预定顺序展开的活动构成的庄严仪式"。[1]但仪式也可以具有可见的心理效果，所以问题变成了这些效果是在某种程度上有益于身心健康，还是用来加深病人的无助感，或者以我为例，让我气愤难当。

西方人类学家发现，世界各地的原住民都举行据说可以赐予健康的仪式，它们在西方科学中没有依据，常常涉及敲鼓、跳舞、唱歌、敷草药膏，摆弄貌似神圣的东西如动物牙齿和五颜六色的羽毛等。20世纪80年代，关于赞比亚恩丹布部落（Ndembu of Zambia）举行的伊哈姆巴（Ihamba）仪式，人类学家伊迪丝·特纳（Edith Turner）提供了长篇大论又翔实可爱的叙述。[2]病人的症状包括关节痛和极度倦怠，仪式中让她喝下树叶炮制的汤剂，再在她的后背反复涂抹另一种用刀片切削、盛在兽角杯内的草药合剂——伴随着击鼓、唱歌、念叨病人对其他村民的怨言——直到病根"伊哈姆巴"从她体内排出。

这种仪式管用吗？既然病人往往恢复了平时的力气和好心情，它就是管用的。但是没有办法把伊哈姆巴仪式的疗效与西方医生可能使用的措施相互比较——血液检查、造影等——部分因为伊哈姆巴本身不是医学科学可以染指的事物。原住民把它视为猎人的牙齿，它进入病人体内，在里面胡乱"撕咬"，竟然还能繁殖。听起来很神奇吧，把病根想象成"猎人的牙齿"，比想象成病毒简单多了。有时在仪式结束时，祭司居然真的吐出一颗人类的牙齿，声称是从病人体内拔出的。当然，有机会公开吐露长久郁积的怨气本身也许产生了疗效。

多数人一眼看出伊哈姆巴是一种"仪式"——我们不会随便用"仪式"来描述乳房 X 光检查或活组织检查。这个词包含贬义，与诸如"医疗保健"之类短语没有关联。早期人类学家也许把原始人的所谓治疗方法叫作"医疗保健"，但他们不辞辛苦地把原住民的活动与欧美医生目的明确的干预加以区别，认为后者理性科学，前者"只是"仪式，这个词就此牢牢地沾染上了帝国主义的傲慢意味。英国某医学人类学家指出：

> 人类学研究仪式的老方法靠的是对两种活动加以区别：一种在人类学家看来是结果导向和理性的，可以描述为与技巧、技术或手艺相关；另一种在人类学家看来似乎是非理性的，与技巧、技术或手艺无关。只有第二种做法被视为仪式。[3]

原始人所谓的治疗仪式与现代西方的医疗流程不可避免地存在相似之处。后者也是发生在特别指定的空间，通常由穿戴特殊服饰的人员施行，身穿白大褂，有时候戴口罩，他们也操作普通大众通常无法获取的器物。在普遍崇敬医疗行业及其制度环境的 1956 年，一位美国人类学家发表了一篇标题巧妙的文章"人国美的身体仪式"——把"美国人"颠倒了过来。文章形容医院是"庙宇"，"人国美"治疗仪式在里面举行。文章叙述道：

> 庙里寥寥数人（病人）身体好端端的，什么都能做，却躺在硬邦邦的床上。日常仪式令人不适，备受折磨，比如圣口人（牙医）的典礼。遵照一丝不苟的仪式，修女每天拂晓唤醒自己掌管的苦命人，在举行净身礼时让他们在床上疼得打滚，少女们对这些规定动作训练有素。其他时候她们要么在哀求者口中插入魔棒，要么逼他吃下据说具有疗效的物质。巫医不时走到当事人跟前，把施了魔法的针头扎入他的血肉。这些庙宇仪式也许治不好病，甚至可能要了新信徒的命，但这个事实丝毫不能削弱人们对巫医的信念。[4]

可以把构成传统"年度体检"流程的整套大杂烩视为一场仪式。年度体检在 20 世纪 20 年代引入，大约十

年以后美国医学会（American Medical Association，简称
AMA）予以推荐，它像给人造成了沉重压力的障碍物，
横亘在具有健康意识的医疗消费者的一生中，俨然成了裁
决无辜（健康）或有罪（生病）的审判。年度体检的配方
并不确定，也许只需 15 分钟即可结束——碰到有钱人和
疑病症发作，也可能持续好几天。但健康保险公司却把年
度体检作为报销条件，军队人员必须接受体检，明信片也
提醒健康的普通人要主动去接受体检。接下来在医生办公
室发生的事情颇像宗教仪式，甚至好像专门设计的娱乐场
景。一名犀利的观察者在点评儿科医院为逗乐患儿偶尔安
排的小丑时指出，这种医疗场所新出现的角色、"原始"
的萨满与普通医生，从"特殊的服饰"直至他们统一佩戴
的面罩，无不具有异曲同工之妙。[5]病人脱去衣服，"治疗
师"（小丑、萨满）念念有词地在病人身上摆弄各种动作。
在医疗情况下，接下来是"忏悔"，病人遭到拷问，他（她）
本人做过什么越界之事：吸烟吗？喝酒吗？服用过违禁药
物吗？是否拥有多个性伴侣？我有一次失口承认几年前上
大学期间服用过非标准药物，医生眼里顿时闪现出兴奋的
亮光，一阵奋笔疾书，让我从此以后对他们绝口不再提这
件事。

# 仪式的情感冲击

把某件事称为"仪式",并没有表达多少内容。人类仪式的范围涵盖了从人殉到纯良无害地绕着五月柱欢跳;从把替罪羊从社会上强行驱逐到全心全意拥抱新领袖或新盟友。但是如果说一系列举动是一套仪式,那么至少意味着这些举动服务于除当下的任务以外的社会或文化目的,比如给人治病或拔出长错地方的"猎人牙齿"。20世纪的人类学家发现原住民举行仪式,于是就仪式的"功能"展开辩论——它们是服务于参与者个体还是群体,服务于普通人还是等级社会的精英。许多仪式似乎是为了在生命周期的不同阶段为个人提供抚慰和指引,比如青春期,可能以疼痛和割伤为标记,也可能以受戒礼或拉丁女孩15岁时的成人礼(quinceañera)等温和的庆祝为标记。其他普遍的仪式似乎是为了促进村庄或部落内部个体间的凝聚力——极其明显地表现为集体的歌唱、舞蹈和宴饮。如同传统社会,现代的都市居民把仪式安排得满满当当——欢迎和欢送仪式,假日仪式,婚礼、出生和死亡的相关仪式——多数时候基本上有益无害。这些熟悉的仪式的心理效应通常是让参与者自我感觉良好，与社会更加牢固地凝聚在一起。

医疗仪式的无形效果又如何呢？它们是（用一个流行的动词）给仪式的对象——病人——"赋能"，还是造成了无助和失败感？

医疗流程有一点很突出，与我们可能参与过的众多仪式相反，就是它们倾向于越轨，意即它们常常违反公认的社会准则。举例说明，我们通常不会侵入他人的"空间"，也不许他人侵入自己的空间，我们通常也不会脱掉衣服赤身裸体供他人审视。其他非医疗仪式可能具有类似的越轨性质，比如大学兄弟会和运动队戏弄新人的仪式，也许要求新人喝下达到危险剂量的酒精，脱掉衣服，实行仪式化的性侵犯等。还有些特殊仪式与军队有关，比如英国军队的喝酒仪式，包括"雏菊花环"队形，即"士兵以肛门插入相互连接形成圆圈"。参加者把它作为促进集体团结的手段加以合理化，[6] 我想也可以说是无伤大雅的集体犯规。

医生给公然无视正常的隐私规则找借口：人体是他们的地盘，有时遇到女性身体，则视为他们独占的财产。20世纪中叶，女性，至少普通的异性恋女性不太可能看到自己或其他女性的生殖器，因为这块领地——又叫"下面那里"——专属于医生。1971 年，几位大胆的妇女引入了"子宫颈自检", 用塑料窥器、手电筒和镜子操作, 她们打破了两个禁忌——掌握医疗器械（窥器）和去往以前只有医生（也许还有亲密伴侣）才能去的地方。许多医生气愤难当, 某医生认为窥镜握在外行手中不太可能达到无菌状态。女性主义作家埃伦·法兰克福（Ellen Frankfort）对此给出了犀利的回答: 当然, 一切进入阴道的东西都该先煮至少 10 分钟才行。[7]

　　早在 20 世纪 70 年代女性主义卷土重来之前, 部分美国妇女就对冷酷的分娩过度医疗化牢骚满腹。20 世纪中叶, 产科医生给分娩中的女性大量使用镇静剂乃至全身麻醉是惯常做法。失去意识的妇女生下婴儿, 婴儿有时也被局部麻醉——反应迟缓, 呼吸困难。因为麻醉后或使用了镇静剂的妇女不能充分地自己使劲把婴儿生出来, 可能要用到手术钳, 有时给婴儿造成颅脑损伤。不过还有一种替代方法, 但产科医生不予鼓励, 往往还竭力劝阻: 起源于苏联和法国的拉玛泽（Lamaze）呼吸法, 它在减少疼痛的同时让母亲和婴儿保持警觉。20 世纪 60 年代, 越来越多受过教育的年轻女性上课学习拉玛泽呼吸法, 要求分娩时保持清醒。到我 1970 年怀了头胎时, 至少在我的朋友圈中, 选择其他做法似乎都是不负责任的表现。

当年，男性工作者在医疗行业仍然占到 90% 以上。我们渐渐看到，医疗业把分娩从一件自然而然的事情变成了给失去知觉的妇女在接近无菌条件下实施的外科手术。惯常做法是待产妇女要接受灌肠，刮去阴毛，摆放截石位——仰卧，膝盖向上弯曲，双腿大张。婴儿露头了，产科医生施行会阴切开术，用外科手术把阴道开口扩大，分娩以后再做缝合。这套流程每一步都具有医学理由：灌肠是为了避免粪便感染；剃阴毛是因为它可能不干净；会阴切开术是为了方便婴儿露头。但是从身体到心理，每一步都让人痛苦，有些步骤本身就存在风险。剃阴毛造成小切口和擦伤，可能引起感染；会阴切开术的伤疤比自然撕裂愈合得慢，在其后几周导致产妇走路或如厕困难。截石位也许比跪坐在产妇面前对医生更合适，但它阻碍了婴儿经过产道的过程，可能造成母亲尾骨受伤。

那么，我们怎么看待有些医生仍然执着于这些流程呢？严格地讲，如果一套流程在医学上对健康分娩没有必要，也许甚至属于禁忌，为什么还要施行？人类学家罗比·E. 戴维斯 – 弗洛伊德（Robbie E. Davis-Floyd）提出，这些干预不比"原始"治疗师的做法更具科学性，在这个意义上，应当把它们称为仪式。它们不能满足生理目的，只能满足所谓的"仪式目的"。灌肠和剃毛强调了一种观点：妇女是不洁的，在分娩过程中竟然是不受欢迎的存在。麻醉和截石位传递出"她的身体是一台机器的信号"，[8] 用戴维斯 – 弗洛伊德引述哲学家卡罗琳·麦茜特（Carolyn Merchant）的话，是"死去的惰性粒子的系统"，意识清醒的病人在其中不发挥作用。换句话说，这些仪式是主宰仪式，它们让处在生物力量和繁殖巅峰的女性感到无奈、屈辱和肮脏。

在某种意义上，分娩仪式"很管用"。经常有留下创伤的产妇向戴维斯 – 弗洛伊德报告称，她们"感到挫败"[9] 或"陷入抑郁"："你知道，他们对待你的态度就好像你不大灵光，好像你不知道自己的身体在发生什么。"[10] 可是，在屈服于种种不适和无礼后，还期待她们为了健康的婴儿对医生感恩戴德。这是让妇女遵守公认的社会角色的完美配方：侮辱仪式继以神奇的"礼物"——婴儿。

但正如我本人的情况，这些仪式常常适得其反，让女性为怀孕和分娩期间受到的待遇感到愤懑。采取截石位并不容易发起抗议，但事实是，越来越多的女性站了起来，拒绝接受规定的医疗干预，甚至选择在家请助产士帮助分娩。到我的子女长到两位数的年纪时，全国范围内的妇女健康运动向它在多数妇女保健项目中看到的厌女症发起了挑战，从危险的避孕用具到野蛮的乳腺癌手术——激进的霍尔斯特德乳房切除术把受害者变成半残。我们想办法改革了医院的分娩操作，让它接纳了拉玛泽法，要求多一些女医生并且如愿以偿，主张妇女有权利全程参与做出各项决定。

可是，就在我们取得这些成效之际，产科护理却改头换面变得更具侵略性和掌控性。分娩期间的电子胎儿监测居然对低风险生育也成了惯例，通过从阴道安插探头在体内进行监测时，产妇必须在整个分娩过程中躺在床上。胎儿的心率稍有波动就会引发大惊失色的警报，导致剖腹产的比例高得惊人——30%——到 2009 年才渐渐趋于平稳。我们不能再把分娩处置不当一律归罪于"父权制"。如戴维斯－弗洛伊德所述，女性还要奋起反抗专家治理和一种观念：凡是使用电线、药物和手术刀的流程都天然地比无技术干预的流程高明。

即便在妇女健康运动的高潮时期，我们也不敢贸然把女性主义批评延伸到不专门针对女性的保健领域。是的，在这项运动的学术外围和"新时代运动"的外围，众多女性开始把父权制、技术、科学和帝国主义合并为一种志在实现普遍主宰的沉疴顽疾。但我们多数人声称，科学站在我们一边，并把在遭到性别偏见玷污的医疗机构恢复科学理性视为使命。我们倾向于想当然地认为，撇开妇女保健，医学的社会影响是相对公正和中立的。

社会批评家伊凡·伊里奇（Ivan Illich）在 1975 年的著作《医学的报应》（*Medical Nemesis*）中指出，事实并非如此；这本书记录了医疗保健对两性的负面影响，尤其是医源性疾病，即药物和医疗流程本身导致的疾病。此外他还声明，医疗制度是个社会控制的庞大体系，由"受过教育的精英"统治：

> 医学有权给第一个人口诉的合理病痛贴上标签，宣布第二个不曾口诉不适的人生了病，拒绝对第三个人的疼痛、失能给予社会认可。[11]

和女性一样，被排除在受过教育的精英以外的男性——穷人或工人阶级——往往面对敌意和居高临下的医疗行业。社会学家欧文·K. 佐拉（Irving K. Zola）在 1976 年的一篇文章中提到了他父亲（一名蓝领工人）的例子，医生建议他父亲换一份"办公室工作"——好像可以做到似的。佐拉是妇女健康运动的热烈拥护者，他看到，男女患者都必须向医生和他深陷其中的官僚体制举行顺从仪式：

无论横陈还是以某种难堪的体位仰躺或俯卧，张开还是夹紧双腿，哪怕坐在桌前，病人都处在一系列被动、依赖、往往蒙羞受辱的地位。[12]

在批评思想家佐拉和伊里奇等看来，医疗仪式的功能之一就是社会控制。医患交往发生在社会地位往往存在巨大鸿沟的对象之间：虽然过去几十年移民医生和女性医生层出不穷，但医生依然可能是受过教育的富有的白人男性，互动时要求病人表现服从行为——例如脱去衣服，允许医生任意探测自己体内的腔道。这些流程通常与刑事司法系统执行的流程一模一样，刑事司法系统强制脱光衣服搜查，目的绝不是为了增强领受人的自尊。不管是否刻意为之，医患双方都在举行主宰和服从仪式，颇像在中国皇帝面前必须磕头一样。

部分医生对医疗仪式的看法大不相同，这不奇怪。他们给出的辩护理由不是说这套流程符合科学，再援引自己切身体验的"证据"，些微证据都与统计数据具有同等的价值，而是辩解称，仪式是医疗交往的核心。病人或许关心"治愈"，但他们似乎更在意参与仪式。为医疗仪式摇旗呐喊的一个人物是斯坦福医学教授亚伯拉罕·韦尔盖塞

（Abraham Verghese）。他在《纽约时报》评论版写道，医生给病人看病时，多数病人会期待某些流程，"他们能敏锐地察觉到医生在执行这些流程时偷工减料，比如把听诊器放在外衣而不是皮肤上，敷衍地按一下肚子，在半分钟之内完事。仪式关乎转变，关乎跨过门槛，就病床边检查身体而言，这种转变就是巩固医患关系。"[13]

这种关系是什么性质呢？他在 TED 演讲*中详述道，有些询问和身体接触在正常情况下属于粗暴的行为，甚至恶劣到具有攻击性，但这种关系却是以病人服从于这些询问和身体接触为基础的：

嗯，我愿服从你——仪式的一方走到另一方面前，把一些不会告诉牧师或拉比的事情告诉对方，除此以外不可思议的是，他还要脱掉衣服，允许对方触摸自己——我愿服从你，这是极端重要的一种仪式。[14]

这至少可以说是一道糊涂的命题：优质的医疗保健需要亲密性，那么是为了降低亲密可能引起的不适而必须举

---

　*　TED（指 technology、entertainment、design 在英语中的缩写，即技术、娱乐、设计）是美国一家私有非营利机构，该机构以它组织的 TED 大会著称，大会宗旨是"值得传播的创意"。——译者注

行仪式呢，还是反过来——要求亲密是为了增强仪式的戏剧性？表面上，优质保健完全可以不要求亲密性，但患者——当然始终面目模糊——总是对亲密性提出要求。韦尔盖塞提到一件事：一名乳腺癌患者去她自认为"全球最佳的癌症治疗中心"治病，几个月后却回到了给她下诊断的那家名望稍逊的医院。他在那里遇到她，问："你怎么回到这里接受护理了？"

> 她不肯告诉我。她说，"那家癌症中心很棒。设施很漂亮，中庭宽敞，专人提供停车服务，钢琴自动演奏，管家陪着你四处走动。可是，"她说，"可是，他们不碰我的乳房。"现在你我都可以指出，他们可能不必碰触她的乳房。他们从里到外给她做过检查。他们对她的乳腺癌了解到了分子水平；他们没必要碰触她的乳房。[15]

这里，对医疗仪式的辩护神不知鬼不觉地靠近了性骚扰者通常给出的借口："是她自找的。"

这一切并不是说人类的互动——包括仪式和触摸——在医疗保健中不起作用。想想妈妈的吻吧，它能神奇地减缓婴儿轻微的伤害，和蔼关切的医疗保健提供者也会让人感到安心。我们的身体不是尸体，身体栖居着思想，经由思想，我们与活着或死去的他人及动物感同身受。加强这些纽带，我们可能心情更好。这些纽带受到威胁或遭到撕裂，则可能引起致命的结果，就像在传统社会广泛观察到的"巫术致死"：一个人受到死亡诅咒或破坏了强大的禁忌，在不存在明显身体原因的情况下一两天内就命丧黄泉。

详尽记录的安慰剂是表示关切的仪式具有疗效的铁证：得到虚假治疗（比如糖丸）的病人比未予治疗（无论真假）的病人更有可能感觉病情好转。在一项研究中，部分患者得到了虚假治疗，辅以实验人员形容为"很煽情"的护理——细致入微地表示关切（"很高兴看到你""我知道这对你来说多难"），再摸摸手，拍拍肩膀——还有部分患者也得到了安慰剂，但医护人员语气唐突，缺乏人情味；前者比后者疗效更好。[16] 有些人把这个结果归因于"正向思考"——你如果期待干预起效，它可能就会起效。

但是，实验人员、哈佛医学服务机构（Harvard Medical Services）的泰德·卡普恰克（Ted Kaptchuk）排除了正向期待的效果：他带领团队告诉一组病人，他们服用的其实是安慰剂，"就像一块糖"。"我们不但说得一清二楚，这些糖片不含活跃成分，是用惰性物质制成，事实上我们还在瓶子上印了'安慰剂'字样。"让研究人员意外的是，明知服用安慰剂的病人出现了与服用 FDA[*] 批准的（治疗过敏性肠综合征）真药具有可比性的病情改善。卡普恰克说，"这些实验结果"意味着"医疗仪式的施行也许具有显著助益"。[17]

韦尔盖塞等医生强调，医疗交往是重要的仪式化互动，这些安慰剂研究也许会让他们感到安慰。可是，从科学角度，它们再次向医学认识论提出一个难堪的问题。至少 20 世纪和 21 世纪之交的观点是，医学流程是绝对理性的，每个步骤都符合经过充分测试的生物医学原理的规定。大家都承认，不可计算的因素如"煽情"或"病床前的态度"等也起作用，但是认为它们的作用在于辅助主要事件——外科手术、施用药物或科学证明——有价值的干预。可是倘若患者真正需要的（至少在某些情况下）是重视和表示关心，为什么医学实践只能由受过实验室训练的医生在资本相当密集的医疗体系中展开？

好吧，姑且认为要想让受过教育的现代人接受一种仪式，它必须具备科学性或科学假象，因为击鼓和兽角不大

---

[*]　FDA: Food and Drug Administration，即美国食品药品监督管理局。

可能打动现代人。文化上伊哈姆巴仪式也许是恩丹布人对病人表示关心的适当方式；但西方人却要求大科学的装饰物——影像设备、离心机和无菌的、至少纯白的病房。但是就我所知，没人检验过这个命题。给常规的医疗互动添加鲜切花、舒缓的音乐和友善的面孔会有帮助吗？装备必须全是真品，还是纸板仿制品也能达到一样的效果？既然医疗仪式的真实要义是显示对病人的社会支持，我们无疑可以采用不那么贵得离谱以及压力较小、不太贬低人格的方法。

第三章

# 科学假象

为医学赋予权威的是它以科学为依据的设定。数百年前，西方文化中知识和道德权威的一大来源是宗教，宗教要求你把信仰寄托在耶稣或穆罕默德等虚无缥缈的人物身上，因为公认值得信赖的众多人士已经这样做了。科学是一大进步，它不要求建立在社会服从基础上的信仰，而是提供了让人亲自检验的方式。我知道，原则上我遇到的一切科学论断——无论木星的卫星还是治疗发烧的最佳办法——都可以通过重复科学家做过的观察加以检验。要想学会令人生畏的数学和生物学，不要求信仰，只要求耐心和无限谦卑。如果该论断不能由独立的观察者加以证实，换句话说，如果它"无法复制"，我们就必须得出它不成立的结论。

既然多数人不太可能学到足够的数学知识来计算木星卫星的轨道，我们倾向于尊重那些至少在行星的卫星领域造诣深厚的人士。同理，受过教育的现代人通常只要听到科学二字就心生敬畏。我们希望疗法"经过了科学证明"，能够配得上"研究表明"这个词。就医疗的情况而言，如果萍水相逢的陌生人要你脱掉衣服，允许他（她）随便探摸，你不太可能依从。但如果此人以数十年的经验和同行评议的研究为理由，说明这套流程对多数人的寿命和身心健康有过帮助——嗯，那么按他（她）的要求去做也许是明智的。医疗行业靠援引科学依据在治疗领域赢得了垄断地位，又兢兢业业地在边境巡逻，把长久以来戴着"伪科学"帽子的替代疗法挡在外面，由此保持着垄断地位。一百多年前，这个问题似乎已经尘埃落定，当年就把非医生排除在合法的执业人员以外，在美国意味着宣布私自接生违法，支持产科医生，使顺势疗法边缘化，支持"对抗疗法"（即"规范"或科学的医疗）。

随着美国医学会旗下的医生逐渐软化对替代疗法的猛烈抨击，真正的宽松只会缓慢发生。美国癌症协会（American Cancer Society）对医疗循规蹈矩的程度跟保健群体不相上下，它到20世纪50年代依然设有"庸医委员会"（Committee on Quackery）。但是根据《哈佛》杂志的文章报道：

　　后来（委员会）变更为"未经证明的癌症管理法"

委员会，接着又用"存疑方法"委员会取代。这几个名称表明了对非常规疗法的逐渐接受；如今癌症协会设有"补充和替代医疗委员会"（Complementary and Alternative Medicine，简称 CAM）。用词变化也反映了整个医学界正在发生的大转变。"替代"这个术语是指**代替**常规医学的事物，近些年它不断地给"补充"让路，即**伴随**主流治疗施行的疗法。这两个词最终都可能用"综合医学"取代——在常规医疗实践中使用针灸、按摩、草药治疗和冥想等手段。[1]

看起来这或许是常规医学方面值得表扬的谦卑——也可能是可耻的妥协。但常规的"科学"医学到底有多科学？到 20 世纪晚期，立足于数学的医生和许多患者开始要求更高的标准，这个标准比医生口中医疗干预的效果更加明确，比医学的光环本身更加有形。他们希望看到确凿的证据，而一套又一套熟悉的流程达不到这个标准。

1974 年，由医生改行的数学家戴维·M. 埃迪（David M. Eddy）应邀就医疗决策过程发表讲话，鉴于贝蒂·福特（Betty Ford）和哈皮·洛克菲勒（Happy Rockefeller）的乳腺癌当时在新闻里炒得很热，他选择把重点放在乳房 X 光检查和诊断上。几年以后他写道，他"计划画出我猜想她们的医生所使用的决策树，满以为会找到强有力的证据、充分的数据和扎实的分析，我可以向听众讲述。让我惊讶的是，我只找到寥寥几个数字，没有正式依据，推断也错得离谱。怎么会这样？"[2]

他决定尝试研究一下一种疗法背后的决策情况，这种疗法比乳房 X 光检查还要历史悠久——高眼压症的治疗方法施行了 75 年之久，用在千百万病人身上。他只找到 8 项对照研究——把接受治疗的人群与未接受治疗的相似人群加以比较——这些研究都"规模很小，设计拙劣"。更糟糕的是，其中 6 项研究发现，接受治疗的病人居然比未接受治疗的病人情况更差。埃迪接着分析了其他治疗，却遭到专家警告，他们告诉他，没有足够的数据可供开展研究。

> 事情就此作罢。既然没有足够的信息用来形成决策树，医生究竟是根据什么做出的决定呢？这时我恍然大悟，医疗决策过程不是建立在证据或正式分析的牢固基础上，而是建立在流沙之上。[3]

于是，名为"以证据为依据的医学"应运而生，意指在病人身上施行的一切都应当由统计学证据予以支持。这个挑衅的名称立刻引出了一个问题，在此以前，医学究竟以什么为依据：趣闻逸事、习惯、直觉？医学难道不是在传统上"以证据为依据"，而是"名气为上"，也就是说以行医者的名望和机构的地位为后盾？

　　健康专业人士接二连三督促我做的多数医疗筛查都经不起以证据为依据的检验。例如乳房 X 光检查：顶尖的乳腺癌宣传团体"苏珊·G. 科曼基金会"（Susan G. Komen Foundation）不知疲倦地重复着传统的观点：通过年度乳房 X 光检查及早发现病症，会显著地提高乳腺癌的五年存活率。[4] 但大型的（往往）国际性研究一再表明，乳腺癌的死亡率没有因为常规的乳房 X 光检查而显著降低。是的，凡是筛查出癌症的女性也许都可以声称医疗干预救了自己，但在筛查中发现的那点病灶也许根本不会发展为成熟的癌症。筛查发现和医生实施治疗的往往是生长缓慢或不活跃的肿瘤病灶，甚至是命名错误的"乳腺导管原位癌"（DCIS）等非侵袭状况。治疗癌前病变或非癌症看起来好像是值得称许的小心谨慎之举，但治疗本身——手术、化疗和放疗本身——却具有相当大的风险。乳房活组织检查本身就是癌症的风险因子，可能在含有癌细胞的相邻组织"播下种子"，这一点足以令人不安。[5]

同样的担心也适用于前列腺癌筛查，这项筛查由验血检查前列腺特异性抗原（PSA）外加直肠指诊组成。如同乳房 X 光检查，统计学研究没有找到可以归因于自 20 世纪 80 年代晚期实行 PSA 筛查导致整体死亡率下降的证据。[6] 这里也一样，过度诊断和治疗可能代价高昂：放疗和激素疗法可能导致大小便失禁、阳痿和心血管疾病。[7]2011 年美国预防医学工作组建议人们不要再做 PSA 筛查，两年后美国泌尿外科协会（American Urological Association）心不甘情不愿地如法炮制，限制 55 岁到 69 岁之间的男性进行 PSA 筛查。[8] 至于结肠镜检查，也许能查出潜在的癌性息肉，在美国却过于代价高昂——高达 10000 美元——而且已经发现它不比便宜得多且不具侵袭性的检查更精准，比如粪便潜血检查。[9]

癌症筛查有个固有问题：它依据的假设是，肿瘤像活的生物从小长到大，从无害发展为恶性。因此强调肿瘤的"分期"，根据大小和是否存在全身转移症状把它分为零到四期。但其实大小并不是威胁性的可靠指标。小肿瘤可能具有高度的侵袭性，大肿瘤可能"不活跃"，意味着很多人正在治疗的肿瘤也许根本不构成问题。近期一项研究发现，66 岁以上近半数接受前列腺癌治疗的男性不太可能活到果真罹患这种疾病的年纪。[10] 但他们会在活着的时候足够长久地承受由治疗引起的不良后果和痛苦。

年度体检的身体部分在很大程度上由医生个人决定，当然还有保险公司或承担体检费用的其他机构。根据加拿大预防保健工作组（Canadian Task Force on Preventive Health Care）的报告，"它由从头到脚的身体检查构成，开展一切现有可行的检测：血球计数、尿糖和尿蛋白、胸部 X 光，20 世纪 50 年代以来还增加了 ECG*、CT 扫描和 MRI**" [11]——我要强调"一切"二字。20 世纪 40 年代和 50 年代，美国的伤病患者住不满医院的病床，有钱人可以期待住院进行年度体检，侵袭性流程最好实施麻醉。在阶层范围的另一端，众所周知，军队入伍前的医疗体检基本上浮皮潦草，通常只检查听力和视力，外加快速视诊痔疮和开放性病变。在这两个端点之间，多数人要检查生命体征，测量尿液和血液，触诊乳房或睾丸，也许还奉送直肠指诊。据 2015 年的估计，年度体检的成本是每年 100 亿美元。[12]

女性另外还应当接受妇科年度体检，这个体检自从 20世纪 50 年代问世以来定义就很明确：检查乳房和外生殖器，

---

\* 心电描记术。

\*\* 核磁共振成像诊断。

做巴氏涂片检查以便及早发现宫颈癌，检查阴道或许还有直肠。这些检查不全是自愿选择；它们也许是获取或续取避孕药处方的条件：回想一下，《广告狂人》（*Mad Men*）中有一幕情感充溢的场景，佩吉为了得到避孕药去做妇科检查，（男）医生警告她，药片价格昂贵，她不该"只为钱花得值"就让自己成为"镇上的水泵"。[13]

这些检查给许多女性留下创伤，它们细致地注意乳房和生殖器，很像模仿真实的性接触。场合不对的亲密行为，比如男同事不受欢迎的触摸在通常情况下被视为"性骚扰"，但妇科检查全部由亲密接触构成，无论它伪装成多么具有科学合理性的专业流程。有时候伪装可能十分拙劣。巴格达一名隶属于美国某个教会组织的医生涉嫌骚扰年轻女孩，有个女孩才12岁，她们几乎天天要做乳房和骨盆检查——而这些流程通常不得施行于13岁以下的幼女。[14]

即使在高度"专业"的最佳环境下，此类检查也可能让人苦恼。一位女士在"只给女人看"（*For Women's Eyes Only*）网站上撰文写道，骨盆检查"疼痛，屈辱，贬低人格"：

> 我第一次做巴氏涂片检查就留下了创伤。现在我做巴氏涂片检查前得服用处方药阿普唑仑来避免恐惧

发作。我才 24 岁，后半生我还要做多少次这种检查？要是我想生孩子，每个医生都想把手指和器械伸到我体内，我可怎么办？[15]

其他女性努力追求心理分裂状态，尽量与医生对身体的看法趋同，把身体与有意识的头脑分离，视之为被动和没有情感的物品。

不过，这些定期安排的隐私侵犯存在一个问题，当然也肯定不止这一个问题：它们并不能挽救生命或减少患病风险。2014 年，美国医师协会（American College of Physicians）宣布，标准的妇科检查对无症状的成年女性没有价值，绝对不值得为之付出"不适、焦虑、疼痛和额外的医疗成本"。[16] 至于给两性提供的年度体检，它们的证据基础四十多年前就开始崩塌，2015 年某医生竟然写道，它们"基本上没有价值"。这两类体检要么会导向假阳性，继以不必要的检测甚至手术；要么得到虚幻的安慰，而体检查不出的状况却可能在几个月内急剧发展成致命的癌症。但这种考虑似乎没有对许多医生造成阻遏，如下列《纽约时报》题为"年度体检可能是空洞仪式"的文章所引述的下面这位医生：

巴伦·勒纳（Barron Lerner）医生是哥伦比亚大学内外科医师学院（College of Physicians and Surgeons）的内科医师和医学史家。他说，他每年请病人来做体检，总要做心肺听诊，检查直肠和淋巴结，触诊腹部和女患者的乳房。

"这是教导我要做的事情，也是教导病人要期待的事情。"他说。但他承认，要是让他给出这套流程的科学理由，他会很为难。[17]

上述内容不该解释为对科学医学观念的抨击。的确，为了追求利润而给不必要的流程寻找理由，或者仅仅为了满足医生的自我（最糟糕的情况下，性冲动），医疗行业一再滥用科学赋予的权威。但医学与科学结盟也带来了难以估量的好处，从手术室的无菌技术到挽救生命的药物等。对付假科学的唯一药方是更加科学，必须既包括统计学分析，也要在一定程度上承认患者"不只是统计数据"，而是有意识、有头脑的主体，和医生一样。

"全面"体检充斥各种检测和流程，虽然不再推荐，却始终存在一个相当可观的市场，好比古董车和黑胶唱片存在一个奢侈品收藏市场。20世纪90年代我第一次遇到这种现象，一个有钱的熟人在毫无症状的情况下主动去约翰·霍普金斯医院做了两天体检。另外一些或许更有钱的人选择连续多日的体检，结合以奢侈休闲环境下的"水疗服务"和"生活方式教练"。在 2008 年，22% 的财富 500 强企业给高管提供"高管体检"[18]，既是额外津贴，也是为了避免众望所归的领袖在办公桌前突发心脏病猝死。但《哈佛商业评论》（*Harvard Business Review*）上一篇题为"高管体检：投资收益几何"[Executive Physicals：What's the ROI（Return on Investment）]的文章自问自答，近乎坚定地给出了"没多少"的回答——出于我这里给出的原因：频繁出现假阳性、检测本身很危险（比如放射）、不太可能在仍可治疗的阶段查出问题。[19]

21 世纪初，对医学以证据为依据的主张越来越强烈——部分源自医疗保险业——人们察觉到医学正在经历"认识论危机"，医学的知识基础遇到了危机。2006 年，知名生物伦理学家阿瑟·L. 卡普兰（Arthur L. Caplan）写道：

> 如今，当代医学正行驶在波涛汹涌的海面上。它遭到成本水涨船高、效果受到怀疑和竞争对手闯入自己的地盘等多重打击，竞争对手从验光师、心理学家、

脊椎按摩师、助产士、护士、麻醉师到草药商店和维生素商店友善的店员等不一而足。[20]

但他接着写道，击中该行业要害的是"对以证据为依据的医学的狂热追捧"[21]：这种医学观衍生于至少 19 世纪以来硬科学艰苦的方法和流程。

## 实验室和尸体

其实，医学和科学的关系一直疙疙瘩瘩。150 年前美国没有医疗业，只有一群三教九流的男女自称掌握治病的本事，有的拥有若干年的经验，还有许多人只是当过学徒而已。直到 19 世纪末，受过大学教育、相对优秀的医生去德国深造才成为时尚。德国大学里闪光铮亮的崭新医学研究实验室让他们欣喜若狂，显微镜、试管和久经擦拭的操作台等，美国没有类似的东西。实验室是闲人免进的禁地，不对装饰让步，除了偶尔的高脚凳几乎全无人类占用的痕迹。但是对于科学家，实验室是他（一度几乎全都是"他"）可能实施完全掌控的地方，不受风或温度变化的干扰，也希望没有污染物。医生最终采用了实验室科学家、化学家或细菌学家的白大褂作为适合与病人交接的制服。白大褂不仅象征清洁，还象征掌握和控制。

在实验室里可以把疾病的起因追踪到细胞水平，像其他自然现象一样开展研究，因此德国著名研究者鲁道夫·菲尔绍（Rudolf Virchow）才会宣告，"医学实践无非是病态生理学的小枝杈在动物实验室里培育长大而已"。[22]这种说法当然值得商榷，但它立即为美国医疗业的改革浪潮提供了合法性：医学是科学家的事，至少是受过科学训练之人的事情，若无至少两年（如今是四年）的大学教育和实验室科学领域的全面背景，就不应当享有合法行医的资格。

但医学教育的科学改革与医学具体实践的相关性始终含糊不清。例如，除非在大学里学过有机化学，否则就没有行医的权力——医学院的预科学生把有机化学叫作"除草课程"，因为它把许多憧憬从事医疗行业的学生挡在了门外。但有机化学（我倒是学得很愉快）对医学却没有明显的贡献。理解疾病的细菌理论不需要懂得电子轨迹，学习遗传紊乱也用不着通晓 DNA 结构。某产科医生诉苦说：

　　三羧酸循环是个典型例子——你得记住这个生化循

环的那些酶，但考试通过后再也不会用到。现在我就读于医学院的妹妹又在跟我发同样的牢骚。她不明白为什么要通读详细的 DNA 结构分析等诸如此类的内容。[23]

医学的科学改革可能产生了一个效果：把持批评态度的社会学家吓跑了。除了像"人国美的身体仪式"这种假模假式开玩笑的文章，20 世纪中晚期研究医疗保健的人类学家和社会学家谁也不敢质疑"原始"仪式和现代科学医学的相对效果。他们似乎想当然地认为，以科学的观察和方法为基础的医疗流程必然具有已经过证明的价值，哪怕这些流程看起来疑似"仪式"。毕竟社会学也以"科学"自居，并习惯性地对配备了生物化学和微生物学这些威武铠甲的医疗行业表示崇敬。特定的医疗流程究竟有无益处，区区社会科学家可没有做好对这个问题置喙的准备。

不出所料，20 世纪早期的医学改革压缩了医疗行业的人口基础。医学院必须拥有实验室，这个条件把多数接收女生和非裔美国人的学校排除在外。此外，在只有 5% 的人口拥有大学学位的时代，至少部分大学的要求让医学院局限于只录取上层和中上阶层的学生。"野小子或……疲倦的职员"不再能指望获得医学训练，一位顶尖的改革家描述同时代的普通医生时这样说。[24] 医生要从"绅士"阶层招募，届时连女患者也可以放心地把自己的身体交由他们亲密接触。在 20 世纪多数时候，参加医疗保健的多数人必须跟社会地位高的人打交道——拥有相对特权背景的白人男性。

医学落脚于、至少象征性地落脚于实验室科学，医疗实践也随之发生了改变。保健政策专家罗布·伯莱奇（Robb Burlage）有一次说过，医学看起来越来越像"采掘业"。[25] 医生办公室充当收集站，把血液、尿液和组织样片转化成实验室样本，再变成数据。也可能收集 X 光片或 CT 扫描等图像，有时候把分析工作外包出去，可能外包给放射科医生收入较低的遥远国家。随着关注点转移到组织和细胞，医生似乎渐渐对完好的人体不耐烦起来。他们想——按照他们的训练，也必须——进入内部，越过皮肤抵达体内存在病理状况的地方。从人类学家改行学医的梅尔文·康纳（Melvin Konner）描写了他对外科手术的初次体验：

> 我的手指在另一个人体内，不是在嘴巴、阴道或直肠内，而是在皮肤的保护层这个千百万年进化形成

的不可侵犯的薄层、包裹着个体的终结界限以下……
对于我，这是一次难忘的经历。[26]

在以实验室为中心的环境下，病人的口诉——病史和
自诉症状——不如仪器能够收集的客观数据重要。回想一
下，我很难让内科医生相信，虽然他全新的设备给出了证
据，但我的呼吸无比顺畅。我这辈子还有一次遇到了相反
的问题——我努力说服医生，我的心脏病症状是"真的"，
不是由精神压力引起（这个毛病最终诊断为不危及生命，
可以用 β - 受体阻滞药治疗）。第一次看医生时，也许会要
求你提前半小时到达，以便有工夫填写冗长的既往史，但
许多问题还是会被问起，意味着你填的表格没有人读。也
可能不予理会。托马斯·邓肯（Thomas Duncan）是第一个
在美国本土死于埃博拉病毒的人，当时他告诉急诊室护士，
自己刚从埃博拉的一个疫情中心利比里亚前来，但这条资
讯始终未曾到达主治医生耳中，后者用服用泰诺的医嘱打
发邓肯回了家。

可以说，理想的病人什么话也不说，躺着一动不动，
对多数侵袭性流程不发表异议。其实医科学生接触的首位
"患者"通常是死的——捐献出来用于解剖的遗体——如哲

学家杰弗里·P. 毕晓普（Jeffrey P. Bishop）所言，死亡这个条件几乎是科学研究的前提："毕竟，生命在变化，很难对运动的事物、对变化的身体做出真理宣言。"[27] 心脏跳动，血液流淌，细胞新陈代谢甚至在活组织周围奔突。"所以生命不是构建真正医学科学的基础。"他接着说。[28] 这话听起来也许像蓄意的讽刺，但是想一想像生物学这种"真正的科学"是怎么回事吧。在显微技术取得最新发展前，要在微观层面研究生命，你得先杀死一只实验动物，取出你想研究的组织，把它切成薄片，再把它彻底弄死，加以"固定"——其实就是用福尔马林做防腐处理。这时才放在玻璃切片上准备就绪，供你用显微镜观察，可是你看到的只是比活的动物体内活组织差得远的相似物而已，就像尸体横陈的战场很难告诉你引发战争的千头万绪。同理，毕晓普指出，尸体在医学上具有"认识论的规范性"，因为活体内正在发生的事情过于模糊，变化不定，学起来让人头昏脑涨。

　　许多内科医生和社会学家质疑过尸体解剖的教学价值。毕竟尸体是死的，做过人为的防腐处理；它散发味道，粗糙坚硬，完全缺乏构成生命的"变化"。有些威望很高的医学院干脆放弃尸体，代之以用身体部件的塑料"横切模型"

讲授解剖学。但大体来说，美国医学院（不是意大利医学院）仍然坚持尸体解剖，竟然辩称它是"过关仪式"，连部分医科学生体验到的创伤也可以合理化为由新人变成合格医生的关键环节。医学院常常举行对遗体捐献者表示感恩的小仪式，企图以此让解剖"显得人道"，但解剖总归是暴力和越轨的行为。一位生物伦理学家认为：

> 解剖实验室的功能之一，是培养医生违反在其他社会环境下运行的一切社会准则，这种能力在诊所实践中十分必要。让医科学生把死者切成碎块的疏离态度有助于执业的临床医生把手和医疗器械放进患者身体的腔孔，让患者吐露难言之隐并以最脆弱的体位裸露身体。[29]

各行各业都要求执业方在一定程度上保持疏离，但是就医学而言，这种情感也许掩藏着某种更加黑暗的事物。由人类学家改行学医的康纳评论指出，"临床培训的压力让医生与患者疏远，患者成了真正意义上的敌人。"[30] 实习医生无一例外疲惫不堪，靠背后奚落患者发泄脾气，患者当然是他们悲伤难过的直接原因——比如康纳提到了患者静脉滴注时发生脱落或者突发高烧等。现代的临床实践节奏飞快，也许每隔十分钟或十五分钟就安排一个门诊病人，也会触发与售货员面对超负荷的客流时相同的怨恨心理。医生的疏离不是对滥施同情的防护，而是"绝对负面"的情绪立场。康纳指出：

> 用刀切、用针刺一个人，把他（她）的性命握在自己手中，捶击胸部直至肋骨断裂……成百上千种类似的操作也许要求具备比秉持客观更强烈的心态。也许要具备一定程度的厌恶。[31]

十足讽刺的是，为了对付以证据为依据的医学构成的威胁，医疗行业居然把患者引为盟友——患者会思考、有感情、有意识，此前一直遭到轻蔑和无视。当流行病学家指出某种流程毫无用处时，医生反驳说，这是患者希望甚至明确要求的。北卡罗来纳州伯灵顿市某内科医生报告称，他告诉一名 72 岁的患者，她盼望的年度体检的多项检查都不必做了，她写信给当地报纸，把这件事作为"社会化医疗"的例子投诉了他。[32] 有些人反对医学以证据为依据，按照他们的说法，患者想要的首先是与医生高度程式化的人际交往。一名医生指出：

医学的戏剧装饰——操作的剧场、医生的白大褂和患者的病号服，形式化的台词和举止——都促成了一种审美仪式，为医患交往赋予了超越治疗概念的情感意义。[33]

由此可以得出反对过于依赖统计学证据的论点——例如统计学证据可能掩盖患者独具的诸多问题。畅销的医生作家杰罗姆·格鲁普曼（Jerome Groopman）写道，"统计学不能代替你面前的人；统计学代表平均而不是个体。"[34] 经常用来反对医学以证据为依据的另一个论点是，它可能沦为保险业限制报销医保的工具。医学自由派主张，我们应该始终宁可过度保健，也不要提倡可能造成危险的死撑苦熬。所以，反对不加批评地采纳医学以证据为依据的观点，也有一定的合理性。但是说它削弱了"超越疗愈目的"的互动，却不属于合理的范畴。

第四章

# 粉碎身体

我好像显得对预防性医疗保健满不在乎，部分原因在于，我们欣欣向荣的消费文化所提供的通往健康的替代路径太多了。"替代"这个词已经具有了生命力，比如"替代生活方式"，特别是"替代医学"。想一想吧，哪怕为了最寻常的问题如下腰痛这种一辈子某个时刻在所难免的毛病寻求帮助，选项都多得让人头昏脑涨，它们似乎全都兼容并蓄，像模像样。思想传统的人也许会先受人引荐去看骨科医生，骨科医生往往会努力在特定的椎骨寻找毛病出在哪里，至少在某些情况下能够手术矫正。患者也可能听从朋友或杂志文章的劝告，也许从"替代"治疗如按摩治疗或针灸*入手。这些选择经常在同一个场所配备齐全，也许在某重要大学的附属医院，比如马里兰大学综合医学中心（University of Maryland's Center for Integrative Medicine），它的选项清单上有反射疗法、灵气疗法、瑜伽、针灸和"微

---

＊　仅代表作者观点。针灸在中国是一门专业的学科。

量营养素输注"以及"身体护理"等。除了其他，斯坦福综合医学中心还提供正念和"正向心理学：追求幸福"课程，为每位患者配备既代表常规医学也代表替代医学的三人小组，引导患者了解许多可能的治疗方案。但是患者不会看到警示标志提醒自己，这些选项长久以来针锋相对，征战不休：一边是科学，一边是许多古老的传统，往往是宗教传统。也看不到给予提示的线索：患者本人所选择的治疗方案，无非是个人品位的体现而已。

我有自己的替代——不是"替代医疗"，而是**对医疗的替代**。我的替代是锻炼身体，用可谓完全没有实际用处的方式系统地使用身体，与打扫卫生无关，也没有让我自己从一个地方到达另一个地方。20 世纪 80 年代初，朋友邀我跟她去上健身房，那家不具挑战性的女性专用健身房设在附近的购物中心。她想减肥，我的下背痛迫使我认识到，我不能再把身体只看作支撑脑袋的脚手架对待。它得锻炼了。

我需要活动一下。就我的情况而言，原来，除了短时间内紧锣密鼓地做做家务，成年生活以坐姿展开——开会或坐在书桌前。我当年写道，健身房提供了诱人的退行，提供了重拾"逝去青春的强健体格"的机会。我们挥舞胳膊，拉伸腹肌，躺在地板上随着歌手比利·爱多尔（Billy

Idol）演唱的《莫尼莫尼》（*Mony Mony*）的节拍抬起双腿。一整天摆弄文字，费尽心思让段落各就各位之后，在 45 分钟的时段内在全班人面前向健身教练表达军国主义式的服从，简直像自由一般惬意。

起初我为自己身体孱弱感到羞愧。不过，如果说我不强壮，至少我拥有对疼痛的高度耐受力，于是羞愧渐渐变成了暗自较劲。在正常生活中我喜欢自认为谦虚随和，乐于合作；在健身房里我却总是公然与别人较量，锋芒毕露，要超过她们。很快我就从女性专用健身房毕了业，到了一家设备齐全的大型两性健身房，我从团体课开始——待在房间后面，我可以在不被观察的情况下观察大家——再一路锻炼下去，直至到达男性健身的举重室。我把这一切活动与正常的职业和私人生活彻底隔开，连提都不值得提起，我心里想——小菜一碟，说出去就太自恋了。我付出的这番努力得到了回报，最早证实这一点的是一位男性友人，他警告我说，我的上臂变得"很吓人"。

20 世纪末，对身体健康的浓厚兴趣突然在美国出现并传到世界其他富裕地区，对此没有哪条历史解释令人满意。一个简单的因素是，健康相关的体验，如健身房提供的体验的可及性越来越高。在 20 世纪 70 年代，仅有的寥寥几家健身房往往是不加装潢的举重室，有的连浴室都没有。如今，全世界有186000家健身俱乐部，年产值达810亿美元，其中约260亿美元花在美国，德国和巴西紧随其后。[1] 20世纪80年代某个时候，企业家们发现，经过初期的设备投资之后，维护健身房无须花费多少精力，只需配备足够的工作人员及时清洗毛巾，并且在客人进门时检查一下会员状态即可。

但需求及供应都在增加。在某种意义上，它是大势所趋的组成部分。20世纪60年代，一些人体验过短暂而刺激的群情振奋之后退回到了自我关怀。自助书籍泛滥到了单独成为一种文体的地步，好像一个时髦的社会阶层开发了一个新项目——他们自己。流行的心理自助书籍告诫人们，对待婚恋要像对待市场交易，要时刻扪心自问，自己得到的是不是跟付出的一样多。即使恋爱失败，你也总归能"做自己的知己"。在历史学家克里斯托弗·拉什（Christopher Lasch）看来，迷恋健康只是"自恋文化"的又一个侧面，表示"远离政治，与不远的过去一刀两断"。[2]

拉什提出，杰里·鲁宾（Jerry Rubin，"不要相信30岁以上的人"）是这种远离的一个毋庸置疑的例子。鲁宾拥有激进活动家的金牌履历——他是出风头的反战领袖，为

1968 年在民主党大会上制造"骚乱"的"芝加哥七人团"辩护，与艾比·霍夫曼（Abbie Hoffman）共同创办无政府主义雅痞运动等。1969 年，他对大学生说，美国仅有的选择"要么是灾难、败坏，要么是革命和全新的生活方式"[3]，但就他自己而言，却是全新的生活方式战胜了革命。20 世纪 70 年代向前推进，他成了"新时代运动"历次风潮的样板——EST*、罗尔芬按摩健身法、瑜伽、冥想——最后成了志得意满的资本主义企业家和体质训练的宣传家。他认为自己并不是叛徒，而是个人"成长"的楷模。但拉什的理论也可以找到依据：这种对健身的全新的自我投入其实就是一种失败。运动七零八落，鲁宾昔日的同志艾比·霍夫曼没有摇身一变成为自我提升的大师或生意人，他自杀了。

　　当然，20 世纪 70 年代和 80 年代，受过教育的年轻人开始慢跑或光顾健身房，他们多半并不曾期待，更别提勉力去发动政治和文化革命了。但他们盼望稳定就业，最好从事他们认为有意义和富于创造性的工作；在社会学的地图彻底重新绘制的时代，几乎不存在革命的机会。首先，传统的蓝领工人阶级向"去工业化"让步，意味着工厂关

* EST: Erhard Seminars Training，艾哈德研讨会培训项目。创始人为沃纳·艾哈德。

门和下岗。随着缩编热潮传导到非营利部门，整个职业中产阶级阶层如冰山融化一般分崩离析。人才服务机构开始辞退社工、心理医生和公益律师。大学关闭哲学和外语等不能产生足够收入的科系。惊人的新现象出现了——博士不仅开出租车，博士还领食品券（今天教育无用论的前身）。[4]

面对阶层如此动荡，年轻人迅速降低期待以适应收窄的职场可能性。UCLA[*]对大学生态度的年度调查发现，"利他主义和社会关切"骤然下降。1987 年，报告称破纪录的73% 的受访者表示，他们的首要目标是"经济上非常富裕"，1970 年这个数字是 39%。[5]我在校园里总是遇到这样的学生，起初他们对社会工作或环境保护感兴趣，后来却不无遗憾地决定选择商业或经济学专业。可是，就连最务实的头脑也谈不上有多少保障，因为 20 世纪 80 年代，公司也开始缩减（或"适当调整"）白领员工的规模。GE[**]定期淘汰 15% 业绩垫底的员工，几十年后亚马逊才恍然大悟地如法炮制。不再有"终身岗位"，不再自动晋升，等退休时领到一块金表。商界大佬叮嘱企业员工不要再操心"谁动了我的奶酪"，要把心思放在"在混乱中冲向潮头"上。

---

[*]　UCLA：洛杉矶加利福尼亚大学。

[**]　GE: General Electric Company，即通用电气公司。

不过，即使你不能改变世界，也无法规划自己的职业，你依然能够控制自己的身体——摄入什么，消耗多少肌肉能量。健身先驱吉姆·菲克斯（Jim Fixx）在《跑步全书》（*The Complete Book of Running*）中写道："对社会、政府、商界、婚姻、教会等丧失了信心——我们似乎转向了自己，把仅余的信念投入到自己的思想和身体上。"[6] 他引用助手的话说，"跑步给我一种掌控自己生活的感觉。"[7] 我要为运动健身说同样的话：也许我在世间不能为匡扶正义做多少事情，至少我单枪匹马或短时间内做不了什么，但我可以决定在压腿机上多加 20 磅，几周内即可办到。一度在我眼中陌生而可怕的健身房成了我可以笃定地施加掌控的少数场所之一。

在拉什和一拥而上的斯塔德·特克尔（Studs Terkel）之类的左翼人士看来，健身文化或许很像一场"撤退"。对于女性，"掌控身体"却可以理解为严肃的政治目标。不必一定是女性主义者也可以增强体质，蜂拥进入健身房的多数女性都承受过节食、瘦削及清肠和禁食的惩罚文化。她们知道女性应该专注于收缩身体，尽可能地无形无影。在格洛丽亚·斯泰纳姆（Gloria Steinem）看来，这又是个父权控制的例子；我们不仅要渺小，还要孱弱，违背这种期待本身就是一种女性行动主义。"是的,"她写道,"我们一切方面都要进步,但增强体力可以给多数女性的日常生活造成比董事会会议室或白宫里凤毛麟角的榜样更大的影响。"[8]

演员兼活动家简·方达(Jane Fonda)迎接了挑战。她从 12 岁起就成了以瘦为美的厌女文化的牺牲品,凭借每天自行催吐多达 20 次保持着惊人瘦削的身材。20 世纪 80 年代某个时候,她意识到这种长期的胃酸冲洗可能会毁掉自己的食道。后来她说:"我有份事业,我多次获奖,我支持非营利组织,我有家庭。我得做出选择:活着还是死去。"[9]她的康复仰赖对健美操这项体育运动的全新热忱,她用当年的高科技产品录影带做营销推广。数以百万计的女性看着她的录影带跳舞,光彩照人的方达给她们安慰:她们可以既性感又强健。女性显然必须强健,因为若非父母双方都工作,很少有家庭能希望实现中产阶级的地位——以拥有住房和子女就读私立学校为标记。经济上依赖别人的老人和家庭妇女正在落伍,讽刺的是,家庭妇女比劳动大军中的同龄人有更多时间锻炼身体。

若说女性在某种意义上因健身文化而"男性化",也许同样可以说男性因之"女性化"。20 世纪 70 年代以前,只有女性执迷于身体，尽管是以病态厌食的方式。而在灯火通明的健身房，四壁通常镶满镜子，两性都应邀审视自己的身体形象，寻找多余的隆起或松弛的肌肉，相应地规划健身项目。男同性恋者成群结队涌入健身房，树立了棱角分明的男性美标准。但巨大的变化在于，异性恋的男性也被健身文化"客体化"，受到鼓励把自己视为他人欣赏或鄙夷的对象，视情况而定。对于濒危的白领中产阶级男女两性，身体成了自我呈现的根本要素，不仅是块头和整个体型，还有肩膀的宽厚度，肚子的扁平度，卷起袖子时线条分明的肌肉轮廓。

　　健身或追求健康的努力很快对中产阶级具有了另一个功能——识别信号或"阶层标志"。吸烟或手握啤酒躺在电视机前的不健康行为表示属于下层阶级，注重健康则昭告自己属于高阶层，哪怕证据只是肩上挎着去健身房的背包或瑜伽垫。想一想对食物的选择吧。20世纪70年代，食物似乎按照阶层自动整理归类，有钱人选择所谓"天然"、有机、全麦或干脆"全食"（天知道"全食"是什么）——最重要是"纯"的食品。这些描述语中夹杂着对低脂肪无所不在的坚持；全麦面包还得是不加黄油的。《纽约时报》健康专栏作家简·布罗迪（Jane Brody）从20世纪80年代就撰写专栏文章，以诸如此类的标题"蛋白质摄入过量会损害肝脏、肾脏和骨骼""碳水化合物能帮你减肥"和"食品中的'化学制剂'比脂肪危害小"等，不遗余力地向公众推广低脂肪生活方式。美国人听了她和其他抗脂肪狂热分子如心脏病专家迪安·奥尼什（Dean Ornish）的话，把脂肪摄入从 1970 年 40% 的卡路里摄入减少到 2000 年的 34%，[10] 出现了事后看来解释得通的结果，我们发生了"肥胖流行病"，因为人们放弃脂肪，转而用无脂肪的甜点等"健康"食品款待自己。但是对膳食脂肪的长期围剿已经树立起一种观念，脂肪属于经济上的失败者——"油脂"（grease）这个词预见了这种联想，正如它在"涂油工人"（greaser）或"油腻的勺子"（greasy spoon）等词语中的用法。

健身是另一种形式的醒目消费：有钱人做这件事，下层人士则倾向于避免花钱锻炼，尤其是如果出力流汗已经成为他们工作的组成部分。有些例外情况，比如可以在"黄金健身房"（Gold's Gym）等地方找到工人阶级的男性健身者——"肉丸"，还有低阶层的女性试图在可尔姿（Curves，我本人开始健身事业的那家女性专用健身房的派生物）去掉赘肉。不过，大体上，健身是可靠的社会身份指标。作家兼"可持续生活专家"万达·乌尔班斯卡（Wanda

Urbanska）报告称，她在加利福尼亚一家健身房内无意中听到两个女人交谈，一个抱怨自己的新男友："他身上唯一不对的地方是他不肯健身。没商量。"她朋友回答说："那么你得让他走人。""我还有选择吗？"第一个女人答复。[11]单身人士如果希望找到能做好分内之事的伴侣，最稳妥的选择是把浪漫兴趣的对象局限在健身俱乐部的会员当中。

由健身文化创建的社会空间有些近于乌托邦的东西。忘了没钱或没空健身的人们吧。别管低收入的看门人、修理工和前台服务员吧，他们的工作连健康保险都没有。只把眼睛盯在健身房的合格居民（跑步或划艇团体）身上吧，他们受到鼓励以精心设计的悠闲方式让自己变得更健康、更有魅力，偶尔停下来喝杯果汁，聊聊天。在这个小天地，两性基本平等，肤色和性取向不同的各色人等无须喝酒或刻意装扮便可自由交往，以极低的自我意识展示身体，这里有免费 Wi-Fi，更衣室还配备免费的洗发水和润肤露。

但是待得久了——以我为例，我光顾全国各地的健身房 30 年之久——这幅画面就显得不那么田园牧歌式了。尽管流行音乐节奏鲜明，衣服也很舒适，健身房却不是发乎自然的游乐场所。规则从视频监视器的屏幕上显示出来，内容大多有益无害，比如不许骂人，不许"盯"着人看或使劲时发出哼哼或喘息等声音。有一次，在西锁岛（Key West，让人想象也许是个有点放纵的地方）一家健身房，我看见经理责怪一个年轻女人动作过于随意，节奏感太强。"健身房里不许跳舞。"他荒谬地宣布，俨然强调我们正在做的事情十分严肃。招式固定的舞蹈式体验如有氧运动或尊巴舞是可以的，但无人引领的跳舞动作会散发出享乐的味道，而健身应当是一项工作。多数人带着诸如"今天练习双腿和肩膀"或"心脏 45 分钟和腹肌 15 分钟"的计划前来，通常先做热身运动，最后以在垫子上伸展几分钟收尾。

　　健身很像上班或体力劳动与办公室工作的古怪结合。举例说明，会员不仅举重，还常常携带写字板，在上面记录每次健身时所举的重量、套数和动作次数，很像监工督导工厂工人的业绩。连社交也很稀罕，只因为健身会员戴 iPod 的越来越多，如果只用疯狂招手或比画来跟人沟通，可能把对方吓一跳（比如"我可以加入吗？"或"这个你用完了吗？"）。

　　健身房里发生的积极互动不是在会员或会员与工作人员之间，而是在健身爱好者与其身体之间。身体必须受到训练、管教，付诸越来越艰巨的考验，一切都由爱好者有意识的头脑加以管理和评估。与头脑相比，可以把身体视为一头野兽，通常是驯化或部分驯化的兽——能做出反应动作和养成习惯，但（当然）不能做出有意识的决策。诗人德尔莫尔·施瓦茨（Delmore Schwartz）形容自己的身体是"笨熊……/ 在我身边呼吸，这只笨兽 / 笨熊与我共眠"。[12]我们从教练和健身课的指导老师那里懂得，身体酷似一切驮兽，总想偷奸耍滑，除非我们能通过突然改变健身流程"哄骗"它。西方哲学长久以来把身心分离；健身文化把这种二元性推得更远——达到关系对立的地步，头脑拼命想要控制懒惰而执拗的身体。我今天计划健身，但我不告诉你我要做什么，免得被身体察觉。

　　头脑何苦要按部就班、一而再再而三、一天又一天地制服身体？许多健身爱好者会开心地告诉你，健身让他们感觉更好，至少在锻炼结束时。但这种对健身的执迷还有更加黑暗而危险的一面，那就是大家普遍怀疑，倘若你无法掌控自己的身体，就在一切意义上不适合掌控别人；在工作领域，掌控别人是典型的健身爱好者的一大职责所系。我们这里谈论的是相对的精英人士，他们更可能发号施令而不是接受指令——经理和专业人士。这个阶层对超重或其他明显不健康的指标施以严峻的惩罚。肥胖者不太可能得到聘用或升职加薪；[13] 反而可能遭到斥责，被迫参加公司的"身心健康"项目，该项目也许由锻炼（现场或非现场）、促进减肥的营养咨询和（如有指示的）戒烟课程组成。

员工健康不是大型资本主义企业的传统关切，历史上广为人知的做法其实是把不健康的条件加之于工人——就蓝领工人而言，是暴露在有害物质中；就无论蓝领还是白领的工人而言，是惩罚性的工作量和极不合理的压力水平。但是在20世纪70年代和80年代某个时期，公司明白了提升个人健康可以减少员工的健康保险支出这个道理，此洞见最终催生了创建和管理企业健康项目的产业，如今达到60亿美元。这些项目不全是志愿参加。有些雇主要求工人多缴500美元左右的健康保险，又允许接受健康评估并服从后续养生方案（往往包含减肥目标）的雇员免交这笔钱。许多工人牢骚满腹——至少对外界研究人员诉苦说，公司的健康项目是强制的过度侵扰，无非是又多了个职场相关的压力源罢了。[14]企业健康项目的宣传方自称大幅削减了雇主的医保支出，2014年兰德公司*一项大型研究却发现，它们"对雇主的医疗保健支出金额几乎没有直接影响"。[15]

把身强体健变成道德律令的，是广泛存在的健康保

---

  \* 兰德公司是美国一家智库公司。

险。保险为风险共担，需要照顾的人间接地得到健康人士的补贴，只要你生病或超重，哪怕只是对个人健康未予充分关注，你就拖了公司乃至国家的后腿。1977 年，知名物理学家兼洛克菲勒基金会总裁约翰·H. 诺尔斯（John H. Knowles）写道：

> 懒惰、贪吃、酗酒、危险驾驶、性疯狂和吸烟的代价如今由国家而非个人承担……一个人在健康方面的自由是另一个税收和保险金的枷锁。[16]

用前卫生教育福利（Health, Education, and Welfare）部长约瑟夫·卡利法诺（Joseph Califano）的话，"我们遇到了敌人，就是我们自己。"[17] 不要在意贫穷、种族和职业对决定人的健康状况所发挥的巨大作用，个人职责的说教意味着不够健康的人不仅惹人讨厌，也是怨恨的合适对象。人们三番五次长篇大论地反对扩大医保的主张，道理在于：我为什么要为照顾那些肆意抽烟和贪吃奶酪汉堡的堕落分子掏钱？

我们各人为自己的健康负责，这个观点意义重大，也许在于它对这一点略过不提：除了环境和社会经济因素，形形色色的医生和医保提供方也基本上没有为健身革命做好准备。2014 年两党政策中心（Bipartisan Policy Center）的一份"白皮书"报告称，75% 的美国医生感到自己在营养和运动领域的医学训练不足以给患有肥胖相关疾病的患者提供咨询。[18] 实际上，医生和健身大师似乎占据了不相重叠的两个世界。你常常发现健身器材上印着小字，告诫你除非先"做过身体检查"，否则不要做某些运动；健身会员当然不要求体检，你也不大可能在健身房看到提醒你必须做医学检查的海报。同样，至少就我的经历而言，医生办公室既不提供有关运动项目的资料或忠告，也不鼓励客户负起环保责任。医生也许询问你是否"运动"，多数情况下满足于听到简单的"是"。凤毛麟角的明星医生是例外现象，比如科学界名声扫地的"奥兹医生"，[19] 他一次服务于数以百万计的电视观众，呈上营养学和运动技巧，连同替代疗法和"天然"疗法如芳香疗法、泥浴等大杂烩。

此外，健身运动的核心理念是自我提升和自我负责，往往把医生变得可有可无。既然可以方便地在电视或网络上查询饮食和运动的相关指点，何必询问可能绵软无力的医生？既然可以运动健身，何必浪费宝贵的时间在医生的候诊室枯坐？杰里·鲁宾给雅皮士（他脱离嬉皮士之后欣然拥抱的身份）记了一功，说雅皮士发起了"美国的健康革命"，解释指出"雅皮士不等生病了才让医生用药片和手术做其余的工作；他们首先就努力避免生病。由此形成了国民为自己的健康和营养负责的全新意识"。[20]

为了对日益自助化的医疗保健领域保持掌控，医疗行业采取的一种手段是把医生办公室打造成患者"健康之路"上的小站，在这里定期检查血压、胆固醇水平和其他身强体健的指标。20 世纪 80 年代和 90 年代，健身爱好者对这种安排很满意，他们精心管理饮食和运动养生，不时向医生报告，得到鼓励和肯定。接着，在几乎全无征兆的情况下，健康监测领域突然爆发了自动化大潮。一定程度的自我监测始终存在——自己称体重，就糖尿病人而言，一天到晚测量血糖水平。21 世纪出现了能持续、方便、不引人注目地自我监测几十个变量的技术，包括血压、心率、卡路里摄入、一天走过的步数甚至情绪等。癫痫患者可以穿戴发病前提出警告的设备；哮喘患者可以在发病之初得到提醒。2014 年《福布斯》报告称，设备市场"十分火爆"。[21] 的确，一年后，美国有三分之一的消费者至少会使用某种可穿戴的健康监测设备。[22]

医疗行业为自我监测所做的准备工作不比当初为健身革命做得更好。面对电子医学记录的挑战，多数一线医生仍然一头雾水，只处理医生能够收集的数据——而不是患者如今可以自行收集的可能无限的数据流。一种反应是把自我监测设备贬低为"玩具"而已，不是经 FDA 批准或足够准确的医疗决策的依据。更无礼的是，部分医生谴责这些设备助长了疑病症，让患者对自己的生物学数据的些许波动变得痴迷。当初，痴迷健康的计算机科学家雷·库兹韦尔（Ray Kurzweil）想让医生关心他超详细的健康数据，却遭到了拒绝。医生说："听着，我没空做这个；我还有奄奄一息的患者要照顾。"[23]

其他医生抱持欢迎态度——最突出的是心脏病学家、遗传学家兼自我监测创新人士埃里克·托波尔（Eric Topol），2009 年 GQ 杂志宣告他是"科学界的摇滚明星"。[24]他宣布，自我监测运动是"医学史上的最大重组"，医生的新角色不是开药片或做手术，而是指定自我监测 APP。"你说出症状，我们找到与你的电话号码相匹配的 APP。"他这样告诉 BBC。[25]医生依然能够发挥作用，帮助患者破解其设备收集的大量无关数据；当然除非这个功能也实现了自动化。众多新的创业公司已经在开发"聚合平台"，把可穿戴设备流入的各种数据加以综合，可能让医生几乎彻底出局。

但是对于追求健康的普通健身者，比如我本人，自我监测也许不超过 Fitbit（计数每天走过的步数）阶段，医生支持还是谴责新科技几乎无关紧要。我们各有要达成的目标和指标——在班霸（StairMaster）上要爬的台阶数，重复举起 10 磅或 20 磅哑铃的次数，在倾斜式跑步机上要跑的时长——做这些活动时，我们极有可能受到健身网站、私人教练和健身房其他人的影响，而不是医疗保健专业人士。其实，在最终向 DIY 让步的潮流中，如今越来越多医生聘请营养和健身"教练"，他们像健身房的私人教练一样耐心地照看患者细致入微的自我关怀，[26] 让医生筛查隐约露出的麻烦苗头。

给日常健身赋予些许英雄气概，是极具诱惑力的做法。看起来也许我只是在固执地重复着相同的动作，日复一日，变化细微，但真正的戏剧在于头脑和肌肉之间无形的交锋，我是其中唯一有意识的参与方。我能增加股四头肌的负荷吗，增加多少？背阔肌是不是有点犯懒，怎么才能让它们振作起来？在我自己的健身"旅途"中，我从孱弱得自惭形秽变得可以傲视他人——从身强力壮的年轻人手中接过器械，卖弄似的给它增加重量，最好趁着他还在旁观。巅峰时期我能引来观众，双腿蹬着 270 磅的重量，同时双手各举 20 磅的哑铃。这些对我的日常生活都没什么影响，除了超市店员问我是否需要帮忙把蔬菜搬到车上时，我嗤之以鼻，哈哈大笑。

然后，就在这几年，我开始碰壁。我短暂地出现了膝关节失能问题，X 光表明是由于过度运动，而不是我这个年纪可以预料的关节炎的缘故。我的下背部容易痉挛。我尝试对待身体少一些对抗态度，至少学着"倾听"它。我相应地调整了常规项目，扩展了拉伸菜单。迄今为止，健身的观念鼓励我把身体当作必须四处携带的大块头，桀骜不驯，不服管教，此时它表露出柔软的一面，强调"身体的智慧"，要求与之达成某种和解。有一阵子我还玩味过上瑜伽课的念头，可能包括冥想，后来认定我还没有老到那个程度。

总之，健身文化变得比我早年刚参与时更加具有斗争性。像健身房接待员每天叮嘱的那样"好好运动一番"已然不够；现在的说法是"粉碎式健身"。与我所在健身房的新主题"爆发力"相比，健康和力量是乏味的目标；照我看来，爆发力靠全身重复摇摆壶铃来实现。若是你所在的健身房不够具有挑战性，你或许愿意试试"超极限勇士训练"[27]或向 P90X 购买"家庭健身系统"，近来它用推特推出的海报是个轮廓鲜明的男性上半身，祈祷似的垂着头，说明文字写着"请安静片刻，我的身体不知道自己要经历什么"。[28] 你还可以加入 CrossFit——全世界发展迅猛的健身房类型，据说对身体也极具惩罚性。"我们谋求打造一个项目，让训练者为身体的一切可能性准备就绪，"该公司大言不惭地宣称，"不仅为未知，也为不可知。"[29] 这种不可知也包括僵尸来袭。[30] 头脑掌控身体的斗争成了一场殊死搏斗。

南非短跑选手奥斯卡·皮斯托瑞斯（Oscar Pistorius）如今正在为 2013 年杀害女友服刑，他要克服的困难比多数运动员都多：他蹒跚学步时膝盖以下截了肢。但他还是成了残奥会和奥运会双料冠军。他背上的文身是《哥林多前书》的改写版：

> 所以，我奔跑，不像无定向的；
> 我斗拳，不像打空气的。*
> 我专心奔跑每一步；
> 我锻造身体，让它成为我的奴仆
> 我让它对我彻底臣服……[31]

---

* 前两行出自《圣经·新约·哥林多前书》（9:26）

第五章

# 疯狂的正念

健身人士不断发动的身心之战几乎普遍把头脑视为"好人"——头脑在道德上属于特权阶层，按一切道理都必须获胜。当代健身文化承认身体处在顾问地位：我们应该"倾听"它，毕竟身体本身能够执行大量重要事宜，从伤口愈合到孕育胎儿，都不需要有意识的头脑给予可察觉的指点。倘若你双腿抽筋疼得尖叫，也许到了重新调整抬腿和下蹲运动的时候。万能大师迪帕克·乔普拉（Deepak Chopra）告诫说：

> **要对身体保持开放。它时刻在说话。要愿意倾听。相信你的身体。**每个细胞都站在你一边，意味着你有千百亿个盟友。[1]

当然，适应还是无视身体全在于你。一名健康专栏作家写道：

> 身体在关注你。它认为你很重要！你若长时间忽

视自己的感觉，只是一味蛮干——身体可能认定你无意倾听这些沟通的话语。它会按下静音键。没关系，你可以再把声音打开。[2]

头脑对身体，或更加堂皇的精神对物质的优越性铭刻在后异教徒时代各个宗教和哲学体系中。在公元 3 世纪美索不达米亚的摩尼教中——它借鉴吸收了基督教的诺斯替教（Gnosticism）和佛教——宇宙学无不是"善良光明的精神世界与邪恶黑暗的物质世界的斗争"，[3] 这个主题在歌颂苦修禁欲的中世纪天主教会绽放出黑暗之花——例如圣者的餐饭只是修道院小房间里找到的尘土。为了实现精神救赎，精神必须摆脱身体及其一切鄙俗的喜好，包括疾病和腐败的倾向。今天，悲观得多的基督教、伊斯兰教和犹太教往往要求遵循某些饮食规矩或表示顺从的身体动作，比如祈祷时双膝跪地、匍匐或穿戴约束性衣物。最起码期待头脑或精神严格约束身体的懒惰、贪吃和好色冲动。20 世纪一位厌食症患者把她干瘪的身体与"绝对纯洁、超知性和超越肉体"联系起来，补充说"随着身体衰弱，我的灵魂似乎在升华"。[4]

但头脑就可信吗？假如 20 世纪中叶的精神病医生调查

一下今天的健身文化，一定会找到怀疑人们患上了各种精神障碍的理由——自虐、自恋、强迫症和同性恋倾向（后一项到 20 世纪 70 年代还被视为病态）——并且表明有必要进行专业干预。连未经训练的外行也能辨认出健身房里偶尔出现的瘦骨嶙峋的厌食症患者，对方连着几个小时挥汗如雨做心血管运动，让人不禁对头脑假定的智力优越性产生质疑。我们不无顾虑地对"身体的智慧"表示尊重，那么，我们能够笃信头脑的智慧吗？

　　过去十年出现了一个新的让人警惕的理由。头脑不仅可能由于传统的情绪紊乱，如抑郁等受到扭曲，其基本认知能力似乎也在退化。教师、家长和心理学家注意到，儿童和成年人的注意力都在急剧下降。2015 年的一项研究发现，成年人的平均注意力持续时间从 12 年前的 12 秒缩短到了 8 秒，比金鱼还短。[5] 人类的头脑似乎出了问题，不是对世界的情感反应，情感反应向来不太可靠，而是它认知和理解世界的能力。各种诊断满天飞，其中一条是如今占据了整个症状"谱系"的自闭症，阿斯伯格综合征、注意力缺失症（ADD）和注意缺陷多动障碍（ADHD）等——这些症状相互重叠，能明显影响学习成绩。家长如果不为在学校里表现不够出色的孩子寻求医疗帮助，就是不称职。

ADD 和 ADHD 现在是继哮喘之后司空见惯的儿科诊断，部分出于与具体的流行病学无关的原因。21 世纪头十年，制药公司开始把阿得拉（Adderall）和利他林等兴奋剂用作治疗 ADD/ADHD 的药物进行营销，常常直接瞄准家长甚至儿童。一幅广告画上，妈妈抱着测验成绩得了 B+ 的小男孩，文字说明是"学习成绩终于与他的智力相匹配"。[6] 另一幅广告上，一个身穿魔鬼戏装的孩子摘下魔鬼头饰，原来是个笑容可掬的金发男孩。"这是个棒小孩，"文字写道，"现在有了帮助他摆脱困境的新办法。"[7] 不管药物对提高成绩有无效果，有钱的家长都发现，ADD/ADHD 的诊断可以给孩子争取到额外的时间完成班级测验——在考取进入好的中学或大学的竞赛中，这是个虽然微小却可能具有决定性的有利条件。

实验室研究没花几年工夫就找到了这种新型"流行病"可能的源头。家长能看到孩子出了什么事，孩子受到了电子设备的吸引——手机、电脑和 iPad——就像受到加了鸦片的纸杯蛋糕吸引。他们一天花几个小时盯着小小的屏幕，时刻在游戏、视频和给朋友发短信之间切换。哪怕强行没收设备，他们也很难专注于家庭作业或"真实世界"的其他事务。神经学家证实，电子设备上瘾正在"重写"人类大脑，消耗注意力持续时间[8]，降低睡眠质量。[9]实际上，随着从物理世界抽身退入短信和推特信息的世界，成年人能够看到自己身上也出现了同样的现象。人们发明了"心不在焉的家长"这个词，用来形容不能再把心思放在孩子身上的父母，当然一定还没到每天必须强行戒除设备几小时的地步。当学校本身越来越多地把笔记本电脑和iPad用作教学工具的时候，家长能起到什么作用？小小的屏幕似乎吞噬了世界。

## 技术解决方案

罪魁祸首不难追查——硅谷或更加宽泛的高科技行业创造了诱人的设备和社交网络，让我们消耗了太多时间。硅谷不仅是这个问题的源头，似乎也是漫不经心这种流行病的策源地。2001年《连线》（Wired）的一篇文章很早就敲响了警钟：加利福尼亚州的圣克拉拉县自闭症和阿斯伯格综合征的诊断直线上升。[10]在硅谷的成年人口看来，史蒂夫·乔布斯肯定有点不对劲，他在偏执地迷恋细节和彻底退回自己的世界、在精神疏离和情绪失控大发雷霆之间来回摇摆。有些观察者认为，在目不转睛、几乎岿然不动的比尔·盖茨身上可以察觉到自闭症的迹象，HBO 的《硅谷》(Silicon Valley) 也形容几个角色"处在这个谱系之内"。竟然还有"硅谷综合征"（简称 SVS），众编的"城市词典"(Urban Dictionary) 前言不搭后语地把它定义为"住在旧金山湾区周围的个体所特有的性格和身体特征的集合。SVS 的效果经常与自闭症或海伦·凯勒混淆"。[11] 再把苹果的口号"不同凡想"(Think different) 放在一起，你也许会得出结论，硅谷人不仅语法成问题，对自己的看法也很成问题。

　　对注意力持续时间缩短的担忧与日俱增——如果有人关注的话——本该在硅谷造成危机感。假设某公司号称生产"神奇"的营养补充剂，却有人声称，该产品事实上导致用户虚弱无力，并因此提出质问——这大体上正是科技公司自身的处境。不仅硅谷的企业文化鼓励漫不经心和自我投入"综合征"，其产品似乎还把同样的精神紊乱传给别人。设备本该让我们变得更聪明，与他人联系更紧密，实际上却扰乱我们的思维，导致"网络大脑"和"猴子思维"及与久坐相关的身体疾病。我们点击推特和脸书，发送短信和超文本，点开一个又一个链接时，突触形成又打断，狂热兴奋，反复无常——神经学家这样警告我们——致使神经元支架过于脆弱，无法容纳深奥宏大的思想。于是出现了成年人掏钱入住"数字戒毒营"的现象，戒绝电子设备——以及酒精、性和面筋（详见后文）——以便与真实世界"重新连接"。[12]

换作一个不太傲慢的行业，也许会勉强接受在电话和平板电脑上添加警示标志——比如"禁止在驾驶或持续通话时使用"。但是，2013 年，某技术权威却恳求监管层赋予其更高的独立性。科技专栏作家法尔哈德·曼朱尔（Farhad Manjoo）在《华尔街日报》上撰文答复并宣告，硅谷"存在傲慢问题"：

> 为了硅谷自身的缘故，这种以胜利者自居的腔调必须加以遏制。人人都知道硅谷的目的是主宰世界。要想取得成功，硅谷居民至少在方法上要假装谦卑一点，才是明智之举。[13]

但谦卑不属于硅谷的保留节目。难道不是他们在短短数十年间就改变——用目前他们最喜欢的动词——"破坏"了娱乐、通信、商业、购物、约会、社会生活的方方面面吗？在此期间，仅硅谷就涌现了至少 14 名亿万富翁，全国科技界的亿万富翁无疑远不止这数目。华尔街和好莱坞都能够催生亿万富翁；但只有在硅谷，一个没有大学学位的年轻人（几乎均为男性）才会骤然获得八位数的财富。硅谷，无论在湾区、奥斯汀、剑桥还是纽约的硅巷（Silicon Alley），都有孕育自大狂的土壤，或者用科技批评家叶夫根尼·莫罗佐夫（Evgeny Morozov）的措辞——"解决方案主义"，即一种只凭一个标准认定问题的智力病态：这个问题能否用我们掌握的科技方案干净利落地"加以解决"。[14]

只消"侵入电脑"，一切皆有可能，一切问题均可解决。想要太空旅行？ PayPal 的联合创始人埃隆·马斯克（Elon Musk）如今创立了首家太空探索公司 SpaceX。希望保持健康？硅谷出产个人监测设备，能持续揭示你的身体活动，比医生办公室做得好多了。谁还需要医生呢？ "硅谷备受尊敬的风险资本家"维诺德·科斯拉（Vinod Khosla）对以证据为依据的医疗实践的批评意见发难，公开宣布"医疗保健就像巫术，只以传统为依据"，不是由数据驱动。[15]

学点生物化学，再"生物侵入"自己的身体是高明得多的做法。戴夫·阿斯普雷（Dave Asprey）描述自己是"全新的青年千万富翁创业家"，他着手解决肥胖症问题，尝试通过节食和每天锻炼 90 分钟加以治疗，却收效甚微。于是他认识到：

> 我们的身体和互联网差不多。它们都是复杂的系统，存在大量缺失、被误解或隐藏的数据。我这样看待身体时豁然省悟：我可以学着用侵入电脑系统和互联网的技术来侵入我的生物机能。[16]

阿斯普雷的黑客救星原来是"防弹咖啡"——昂贵的无霉菌咖啡，富含融化的奶油——如今他在网上和实体咖啡店叫卖。原来无非是嫌锻炼太费工夫罢了。

说到对生物侵入念念不忘，没人比得上未来学家、发明家雷·库兹韦尔，他还写过一本畅销书探讨"奇点"临近，人工智能将能够自我提升，超越人类思维。跟阿斯普雷一样，库兹韦尔也把身体视为一台机器——事实上是一台电脑——它能持续升级。"我有一套私人程序用来抗击各种退行性疾病和衰老过程，"他写道，"我的观点是，我在用这辈子重编电脑程序的方式**重编我的生物化学程序**。"[17]他唯一坚持的锻炼是走路，他的营养路径似乎没有给他留出在健身房运动的时间。他每天服用"250片左右"含营养补充剂的药片，此外还每周一天在诊所把补充剂直接输入血液。"每隔几个月，"他叙述道，"我就检测一下血液中数十种营养素（如维生素、矿物质和脂肪）、激素和新陈代谢副产品的水平。"[18]

这里瞄准的不是健康这种平凡的目标。硅谷的狂妄直入云天，它要求长生不死。库兹韦尔把自己变成行走的化学实验室，是为了把寿命延长到下一波生化突破到来（比方在 2040 年），届时我们就能给身体植入数百万编好程序的纳米机器人以抗击疾病。其他科技大亨打算以这样那样的方式实现相同的结果。《新闻周刊》报道称：

> PayPal 联合创始人、亿万富翁彼得·蒂尔（Peter Thiel）计划活到 120 岁。相比科技界其他亿万富翁，他不算特别有野心。俄罗斯互联网"教父"德米特里·伊茨科夫（Dmitry Itskov）说，他的目标是活到 10000 岁；甲骨文联合创始人拉里·埃里森（Larry Ellison）认为接受必死的命运"不可理喻"，谷歌联合创始人谢尔盖·布林（Sergey Brin）希望有朝一日能"治疗死亡"。[19]

至少可以说，这里有一种深刻的权利意识。据说甲骨文的拉里·埃里森"习惯了随心所欲，他看不到这种状况为何要终止。他解释自己为何花费数千万美元资助抗衰老研究时说，'死亡让我很生气'"。[20] 既然你是全球富豪，这里是硅谷，大概你也是全球顶尖的聪明人，所以你为什么要死去？

# 控制思想

　　永生已经列在了日程表上，大众注意力涣散这样的小问题一定有办法解决，我指的是"解决方案主义"意义上的办法——方便，有销路，最好是现有设备即可做到。但硅谷找到的解决方案来自一个表面看来与数字技术风马牛不相及的领域，宗教——这里是指佛教。马萨诸塞州坎布里奇受过禅宗训练的心理学家乔恩·卡巴特-津恩（Jon Kabat-Zinn）已经提炼出了他心目中佛教的世俗化精髓，称之为"正念"（mindfulness），20 世纪 90 年代后期他在两本畅销书中宣扬过。1998 年，我从伯克利一个有钱的女房东口中第一次听到这个词。我租住在她的公寓，她建议我对令人窒息的玛莎·斯图尔特（Martha Stewart）式装饰风格"正念"，当然我尽量对之视而不见。当我不得不为了要回押金求助于租户权利组织时，这个词与佛教可能的联系浮出了水面。她在回信中愤怒地写道，正是像我这样的人——我是什么样的人，租户吗？——压迫大众，对宗教人士不敬。

在湾区租住期间，我获悉本地的有钱人喜欢在山间的佛寺放松，花上几千美元度个周末，给僧人干点体力活。佛教或改版的佛教在白种人中间成为阶层标志，没什么地方比硅谷更夸张。早在 CEO 们号称过精神生活成为时尚之前，明星玩家史蒂夫·乔布斯就是佛教徒了，或许是印度教徒——他自己好像也没搞清楚。在公司里佛教徒的指引下，2007 年，谷歌开始提供"搜寻内心"的培训，提升注意力和自我认知。

但正念作为一种"运动"到 21 世纪第二个十年才走向公众。索伦·戈德哈默（Soren Gordhamer）给危机中的青少年做过冥想老师，一度担任好莱坞"首席佛教徒"理查·基尔的助理。他发现自己破了产，离了婚，陷入可怕的推特成瘾中无法自拔。必须做点什么来对抗设备成瘾，但绝不能威胁到诱惑我们陷入其中的亿万富翁。如《正念》（Mindful）杂志日后所指出的：

> 高科技的大佬和领袖们不会把新技术视为人类终结的发端加以抛弃——不仅因为他们不愿损害自己的经济利益，还因为他们相信新技术促成创新、互动的

世界……但他们也知道，科技可能让人分心，不仅随时随地，也让我们忘记该去的地方。[21]

戈德哈默灵光一闪，找到个两全其美的办法，既提出了问题，又谄媚了科技大亨。他号称发现，我们大家还在跟桀骜不驯的分神搏斗时，谷歌、LinkedIn、推特等大型科技公司的领袖却似乎"开掘到了引领其工作的心灵维度"。[22]他称之为"智慧"。他最初以旧金山为大本营开始举办名为"智慧2.0"的系列年会，企业领袖在名人大亨的陪伴下在年会上分享他们平心静气的缘由，正念迅速为人所知。

此时，在伦敦，拥有马戏艺术学位的前佛教僧人安迪·普迪科姆（Andy Puddicombe）正在费心地琢磨，怎么把佛教的冥想术在普遍讨厌宗教的商业界传播。他跟人合伙创办了名叫"顶端空间"（Headspace）的公司，起初公司举办活动，让聚集的人群付费上冥想引导课程。客户想要更方便的一揽子体验，于是"顶端空间"售卖起了CD、播客，最后还有苹果和安卓发布的手机APP。从政治和金钱两方面，这又是个灵光一闪的神来之举。它让普迪科姆从一文不名之人摇身一变成身价2500万英镑的富翁，[23]同时凭借"智慧2.0"之类的活动，把科技大亨从注意力涣散这种流行病的罪魁祸首变成了公认的救世主。《快公司》（*Fast Company*）指出，"用科技对越来越疲于应付科技的人口进行正念培训"很是"反讽"。[24] 畅销书作者、心理学家丹尼尔·戈尔曼（Daniel Goleman）更加直言不讳地评论道："多妙的赚钱点子啊：制造问题，再解决问题。"[25]

面向大众市场的正念像一款新推出的APP，源源不断地从湾区涌出。实在很像一款APP或一大批APP。如今可用的正念APP有五百多个，冠以"简单存在"和"佛系"之类的名目。以前，自我提升的潮流由书籍、鼓舞人心的演说家和CD传播；如今，正念可以在智能手机上随身携带。这些APP多以设定好的冥想时段为主要内容，有的只有短短一分钟，伴随着抚慰人心的语音、催眠的音乐和森林、瀑布等甜腻画面。

这是把佛教切碎了零卖，跟超脱全无干系。硅谷的风险资本家生怕它与高科技业的纽带不够清晰，他们为一本影响巨大的正念手册摇旗呐喊，说它是"应当跟iPhone和黑莓搭配销售的指导手册"。[26] 你也许认为佛陀本人曾经坐在菩提树下专心致志地做过产品测试；"启蒙"这个词从来不曾在正念的字典里出现。

而今，正念以光鲜的世俗形式远远传到了硅谷及其标志性行业以外，成了语言版图上又一个无孔不入到让人麻木无感的组成部分，就像当年的"正向思考"。除了理查·基尔以外，早年艰苦版的佛教没有吸引到几位名人，正念却号称拥有大批杰出的修行者——阿里安娜·赫芬顿[*]（Arianna Huffington）、格温妮丝·帕特罗[**]（Gwyneth Paltrow）和安德森·库珀[***]（Anderson Cooper）等赫然在列。2013 年，它在达沃斯首次登场面对圈外人士，"智慧 2.0"会议也在纽约、都柏林及旧金山召开，参会者往往围坐在一起，充当起这种新的思维模式的传教士——开展培训业务或设计自己的 APP。前不久，在旧金山举办的"智慧 2.0"活动为星巴克、艾琳费雪（Eileen Fisher）的企业代表及谷歌和脸书等几张熟面孔的演讲打出了广告。安泰人寿（Aetna）保险公司为 3.4 万员工提供为期 12 周的课程，它梦想扩大规模，把全体客户囊括进来，想必客户会因为心思澄明而更加健康吧。连历史可以追溯到 19 世纪的通用磨坊公司（General Mills）也在楼里添加了冥想室，并且发现

---

[*]　《赫芬顿邮报》联合创始人。
[**]　美国著名女演员。
[***]　美国记者、作者及电视节目主持人。

为期 7 周的课程产生了惊人的效果：

> （83%）的参加者自称"每天抽时间优化个人生产
> 率"——比上课前提高了 23%。82% 自称抽时间剔除
> 生产力价值有限的任务——比上课前提高了 32%。[27]

但是，让正念在商界其他地方合法化的是硅谷。假如
正念最先在通用磨坊公司扎根，它绝不会达到在谷歌和脸
书取得的地位；烘焙产品缺乏电子设备的威信。硅谷毕竟
是"宇宙的创新中心"，热情拥护者称，是"最好和最聪明
者"及新的"宇宙主人"的家园，在金融崩溃暂时让华尔
街低眉顺眼之后，他们取代了原先的主人。正念也许根源
于古老的宗教，但硅谷的认可确立了它的理性、科学性和
前瞻性。

对于高科技行业，正念的巨大优点在于，它似乎坚定
地以科学为依据；与"嬉皮士的胡说八道"或其他"哼哼
唧唧"不相干。正向思考对硅谷从来没有多少吸引力，可
能因为科技大亨不用帮助就相信自己只要有决心，几乎什
么都能做成（侵入或破坏）。正向思考的另一个问题是，虽
然博士级别的"正向心理学家"再三努力，它却缺少明确
的科学支持，实际上很像"神奇式思考"——"只要我这

样想，它一定会这样。"而正念的倡导者总会指向神经学家 2004 年的一项研究，表明冥想已达约一万小时的佛教僧人改变了大脑活动模式。[28] 短时多次冥想似乎至少暂时能给新手造成变化。"冥想神经学"领域应运而生，硅谷迫不及待地抓住它，用于期待已久的"神经侵入"。通过寺庙或 APP 指导下的冥想，人人均可直接进入自己潮乎乎的大脑组织，朝着更加平静和专注的方向"重塑"它。如宣传家所言，正念促进——常见的说法是甚至"导向"——"神经可塑性"。

"神经可塑性"是个听上去很科学的动人术语，但它是神经组织的固有特征，不管我们是否刻意努力重新连接大脑，它都一如既往。我们主观体验的一切，每个念头、每种情绪都至少给大脑造成稍纵即逝的生理变化。创伤和成瘾可以造成更为持久的变化；连过眼烟云的事件也会给大脑留下我们作为记忆体验的化学痕迹。实际上，"可塑性"是对大脑长期持续发生改变的苍白描述：神经元借由名叫"棘"的微小的细胞膜突起相互接触，这些突起能在分秒之间形成或消失。棘似乎参与形成连接神经元的新突触，新突触又把神经放电模式不断变化的结构联结起来。频繁放电的突触成长壮大，不活跃的突触萎缩。连接广泛的神经元欣欣向荣，遭到忽略的神经元死去。有些证据竟然表明成熟动物的神经元能够生殖。

但是没有证据表明冥想具有有益健康的特殊效果，尤其是字节大小的剂量。一项由联邦政府出资对现有研究进行"元分析"的庞大项目证实了这个结果，并于 2014 年发表，它发现冥想项目虽然有助于治疗压力相关的症状，却并不比其他干预效果如肌肉放松、药物治疗或心理治疗等效果更好。[29] 没有理由无视这项研究，这项研究在世界范围内引起了关注。也许冥想的确具有使人平静、"精神集中"的效果，但一小时专心致志地做一道数学题或者跟朋友们喝杯葡萄酒，也能达到这种效果。我本人建议每天跟幼童或婴儿共处几个小时，他们不知不觉就让人进入了另一个宇宙。至于硅谷的特殊贡献——正念 APP，近期一项研究得出了结论：

> 这些应用的实用性几乎全无证据支持。我们没有找到评估此类正念培训或健康指标应用效果的随机临床试验，移动正念应用的潜力基本上尚未开发。[30]

作为以经验科学为基础并大量雇佣工程师的行业，硅谷对正念的科学依据惊人地缺乏好奇心——也许因为"神经可塑性"的概念过于诱人。推理路径——我应该说类比路径如下：既然大脑可以经由刻意努力加以重铸，那么正念就像体育运动一样势在必行；大脑是"肌肉"，如同一切肌肉，它需要锻炼。大脑像肌肉这个比喻在正念行业几乎无所不在。例如，一款好评如潮的流行正念APP叫作"获得顶端空间"（Get Some Headspace），它自我标榜为"思维的健身会员"。谷歌的首席激励官陈一鸣（Chade-Meng Tan）在公司的官方头衔是"开心一哥"，2007年他在公司设置了正念培训项目"搜寻内心"，后来他告诉《卫报》：

> 如果你是公司领导，你说应该鼓励员工锻炼身体，谁也不会莫名其妙地看着你……冥想和正念也出现了这种情况，如今它越来越科学，已经不再神秘化。人们会把它看成是思维的健身。[31]

所以，让正念合法化的不是"科学"。科学只是贡献了神经可塑性这个概念，它变形为头脑像肌肉的比喻，进而暗示把正念比喻为一种健身训练。可以像控制身体一样控制头脑——通过严格规定的运动，可以在特定场所，比如公司的冥想室进行，陈一鸣建议，不该把冥想室看得比公司的健身房还要夸张。

当然，这里有一道小小的形而上谜题：谁说了算？就身体健康来说，二元性只在于身体（被认为迟钝懒惰）和头脑（想象中无影无形）之间——头脑是"我"（I）或"我们"（us）的所在。若是头脑也沦为物质，所幸是可锻造的物质，能够加以打造和控制，那么"我"在哪里？这是设法利用头脑的一个悖论，因为构想中头脑是个具有意识、控制着自己的主体。高调的英国正念老师和宣传家鲁比·瓦克斯（Ruby Wax）似乎暗示了这个问题，她说：

> 难点在于，大脑说不出它自己哪里出了毛病。你腿上长了皮疹，低下头就能看见。但是没有一个备用大脑对它自己做出评估。好比出轨，你总是最后一个知情——就是那个婊子。[32]

但身心二元无论哪一方胜出，希望和目标（这是个珍贵的假设）都是通过齐心协力，身心能像自我调控的机器一样运行无碍。1932 年生理学家沃尔特·B. 坎农（Walter B. Cannon）出版了著作《身体的智慧》（*The Wisdom of the Body*），阐述身体凭借精妙的动态平衡机制，努力把血糖水平、酸碱平衡和体温保持在恒定的"正常"水平。既然如此，身体似乎肯定愿意合作。现在添加了大脑，大脑能把个体思维汇入由书籍、专家和互联网所体现的集体思维——并带回重要的新信息：多吃蔬菜（或姜黄，看当前流行吃什么），每天锻炼，抽时间放松。把身心与最新出炉的数据结合——部分数据可能收集自你的自我监测设备，迅速行动起来，发出新鲜指令，把隐约露头的问题防患于未然。在我想象中，硅谷的"永生主义者"这样消磨时间——扫描健康相关信息，不断地加以应用，这也许是他们为永生付出的小小代价。

第六章

# 社会意义上的死亡

20 世纪晚期，许多人积极投身于健康"热"——锻炼身体，留神饮食，戒烟戒酒——却照样要死去。介绍我加入健身文化的女性健身连锁店老板露西尔·罗伯茨（Lucille Roberts）59 岁时匪夷所思地死于肺癌，尽管她"自称健身狂魔"，《纽约时报》报道她"不碰炸薯条，更别提抽烟了"。[1] 杰里·鲁宾生命后期致力于尝试他能找到的据说促进健康的各种饮食时尚、疗法和冥想体系，56 岁时他在威尔希尔大道（Wilshire Boulevard）乱穿马路，两周后因伤去世。照这个趋势，参与健身文化的众人——冷眼旁观的众人——到时候都会死去。

有些死亡案例实在让人震惊。《预防》（Prevention）杂志创办人、有机食品的早期宣传家杰罗姆·罗代尔（Jerome Rodale），72 岁时在电视节目《迪克·卡维特秀》（The Dick Cavett Show）录制现场心脏病发作去世——当时罗代尔在镜头前说，他"决定活到一百岁"，让这个死亡案例格外令人难忘。[2] 畅销书《跑步全书》的作者吉姆·菲克斯相信，靠跑步能够战胜导致他父亲早亡的心脏问题，于是他每天至少跑步 10 英里<sup>*</sup>，饮食基本上局限于通心粉、沙拉和水果。1984 年，人们发现他死在佛蒙特州一条公路旁边，年仅 52 岁。2017 年，畅销书《明年更年轻：强壮、健康、性感地活到 80 岁以上》(*Younger Next Year: Live Strong, Fit, and Sexy—Until You're 80 and Beyond*) 的合著者亨利·S. 洛奇 (Henry S. Lodge)，在相当年轻的 58 岁时死于胰腺癌。他的合著者克里斯·克劳利 (Chris Crowley) 在讣告中写道：

> 我料想人们可能会问：他过早死亡难道不是削弱了这本书的前提吗？不，绝对没有。我们一直在说，我们提倡的——亨利认真遵循的生活方式——会把癌症和心脏病死亡的风险（还有别的）降低一半，但不是全部。你有可能触霉头，用（我们的）话说，"滑雪撞到树上"或"脑袋里长了恶性肿瘤"。[3]

对知情人来说，更令人不安的是洛克菲勒基金会 (Rockefeller Foundation) 主席约翰·H. 诺尔斯不合时宜的死亡，他曾公开宣扬自身健康的所谓"个人责任原则"。他

---

*　约合 16 公里。

认为多数疾病都是咎由自取——是"贪吃、酗酒、危险驾驶、性疯狂和吸烟"[4]及其他糟糕选择的后果。"健康'权'的观念,"他写道,"应当用个人对保持健康负有道义责任的观念取代。"他52岁时死于胰腺癌,一名医生评论员由此指出,"显然我们不总是能为自己的健康负责。"[5]

但我们还是执意要对似乎过早死亡的人做一番生物—道义解剖:她吸烟吗?过度饮酒?进食太多脂肪,纤维摄入不足?换句话说,她的死亡能怪她自己吗?大卫·鲍伊<sup>*</sup>(David Bowie)和埃伦·里克曼<sup>**</sup>(Alan Rickman)2016年初双双去世,美国各大报纸只称死于"癌症";有读者发牢骚说,讣告有责任披露是哪种癌症。[6]表面上,这条消息有助于提升对所涉癌症种类的"意识",就像贝蒂·福特<sup>***</sup>公开了乳腺癌的诊断结果,有助于消除对乳腺癌的偏见。当然人们会对死者的"生活方式"指手画脚。我们应该指出,假如大卫·鲍伊不抽烟,会在受人尊敬的69岁去世吗?

苹果公司的联合创始人史蒂夫·乔布斯2011年死于胰腺癌,再次引爆辩论狂潮。他是个食疗信徒,具体说来他

---

　　\* 　大卫·鲍伊(1947—2016),英国著名摇滚音乐家、演员。

　　\*\* 　埃伦·里克曼(1946—2016),英国演员,曾出演过《哈利·波特》系列电影。

　　\*\*\* 贝蒂·福特(1918—2011),美国前第一夫人,第38任总统杰拉尔德·福特的妻子,生前致力于推动乳腺癌防治、反药物与酒精滥用等公益活动。

只生吃素食，特别是水果，即使医生向他推荐高蛋白高脂肪饮食，为萎缩的胰腺补充营养，他也不肯偏离这个计划。他办公室的冰箱里塞满了奥德瓦拉（Odwalla）果汁；他企图劝说非素食的同事改变饮食习惯，惹人反感，传记作者沃尔特·艾萨克森（Walter Isaacson）报告称：

> 在跟莲花（Lotus）软件的主席米奇·卡普尔（Mitch Kapor）共餐时，乔布斯愕然注视着卡普尔把黄油抹在面包上，问："你听过血清胆固醇吗？"卡普尔回答说："我们说好了：你别评论我的饮食习惯，我也不评论你的个性。"[7]

素食主义的辩护者指出，他的癌症可以归因于他偶尔大吃特吃蛋白质（据报道他吃过鳗鱼寿司），也可能由于年轻时捣鼓电脑接触了有毒金属。但还有一种可能的解释是，把水果当饭吃要了他的命：从新陈代谢的角度，水果饮食相当于糖果饮食，只不过水果含果糖而不是葡萄糖，导致胰腺只好勉强地持续分泌更多胰岛素。至于性格问题——近于躁狂抑郁的情绪波动——完全可以合理地归因于频繁发作的低血糖症。顺便说一句，我写这本书时，67岁的米奇·卡普尔还活得好好的。

　　同样，凭着足够的悟性——或恶意揣测，一切死亡几乎均可归咎于死者的失算和差错。吉姆·菲克斯跑步期间最早感到胸口疼痛和憋闷时，一定没有"倾听身体"；假如杰里·鲁宾不是心事重重，过马路前就会左看右看。也许人类的思维方式就是这样，坏事发生或有人去世时，我们总要找理由，最好能找到一个自觉的主体——神、精灵、坏人、心怀嫉妒的熟人，甚至受害者本人。我们读侦探小说，不是为了洞悉宇宙并无意义；侦探小说中，只要线索充分，一切都解释得合情合理。

　　重大灾难让成千上万的好人和坏人一视同仁地蒙受伤亡，往往要求给出严肃的超自然解释。1755 年夷平里斯本的大地震是欧洲历史上的一次深重灾难。第一波地震发生在万圣节（All Saints' Day）上午，造成该市众多建筑倒塌。地震之后，疯狂的幸存者纷纷涌到马路上，39 英尺*高的海啸席卷了大街小巷。海啸之后又发生了由家庭壁炉引起的大火灾，教堂在做礼拜，炉火未能及时扑灭。共计 3 万到 6 万人失去了生命，这个粗略的数字表明，人们没有认真严谨地统计死亡人数。

---

　　* 约合 11.89 米。

公元 79 年维苏威火山喷发，把罗马古城庞贝掩埋在熔岩中，早先这次摧毁城市的灾难没有招致道德说教，只因为当年流行的诸神不是公认的道德楷模。朱庇特、朱诺等万神殿的众神虚荣自负，反复无常，普遍对人类的苦难无动于衷。到了 18 世纪，异教神祇由一神论的唯一神祇取代，他肩负着既无所不能又十全十美的双重责任。这个组合至多只能说十分蹩脚，成了"神正论"的神学谜题的根源：既然上帝十全十美，怎么能让坏事发生？真信徒急切地断言，既然他夷平了里斯本，一定是因为里斯本恶贯满盈，这个评价或许是公正的。一位历史学家指出，在地震前的里斯本，修道院通常也是妓院[8]——虽然道德评价由于这个事实变得有点复杂：多座大教堂和宗教裁判所的地方总部随同淫窝魔窟一道倒塌焚毁。

历史学家能依稀察觉到里斯本地震的光明面：它有助于开启名叫启蒙运动的新知识时代。在最好全心全意地祈祷和悔过的时候，企图重建上帝已经明示予以毁灭的城市值不值得？信徒为这个问题展开辩论之际，法国哲学家伏尔泰发表长诗，彻底驳斥了上帝至善的观点：

能把罪行归咎于

在母亲怀中流血的婴儿吗？

在倒塌的里斯本找到的恶行

比寻欢作乐、骄奢淫逸的巴黎多吗？

伦敦出了名的声色犬马还少吗？

放纵的阔人在哪里称王称霸？[9]

在自家的实验室涉猎化学和物理学的伏尔泰提出，地震由"自然原因"导致，通过耐心观测终将能够找到答案。直到20世纪才出现了板块构造学说，随之又出现了漂移的拼图块构成不稳定的星球表面的观点。但伏尔泰帮助人们认识到，1755年的大屠杀得不出道德教训。那是一场意外。

可是，里斯本地震及其后的哲学辩论过了近300年后，我们又恢复了剖析死者的老套，寻找置其于死地的道德缺失。他是不是疏于重要的宗教仪式和违反了戒律？按照当代的版本，他是不是喜欢抽烟和吃肥肉？我们能从他的生活和死亡中学到什么，作为前车之鉴？

当然，18世纪与21世纪的知识基础差别巨大：我们的先辈认定，人类面对审判和全能的上帝时无能为力，上帝能够随心所欲降下灾祸杀死成千上万人；如今的假设是，人类的力量几乎不受限制。我们能够（以为能够）用细胞和化学术语理解疾病的成因，就能通过遵循医学立下的规矩避免生病：避开烟草，锻炼身体，接受常规医学筛查，只吃时下公认的健康食品。只要做不到，就是自求早死。换句话说，如今，凡死亡均可理解为自杀。

自由派评论员反驳说，这是一种"责备受害者"的观点。苏珊·桑塔格在其著作《疾病的隐喻》(Illness as Metaphor)和《艾滋病及其隐喻》(AIDS and Its Metaphors)中对压迫人的疾病道德化表示反对，疾病越来越多地被描述为个体的问题。她说，教训是："注意你的胃口。自己保重。不要放纵。"[10] 她指出，就连与生活方式没有明确相关性的乳腺癌也可以怪罪于"癌症性格"，这种性格有时定义为愤怒受到压抑，想来应该能够找到治疗方法。连乳腺癌宣传的主力群体也对可能的环境致癌物或激素替代疗法等致癌的医疗制度言之寥寥乃至只字不提。英国 1998 年的官方健康"绿皮书"总结道："是否选择为了健康而改变行为，最终取决于个人。"[11]

有钱人兢兢业业勉力遵循健康生活的最新药方——在日常计划中增加全麦食物和健身时间——不太有钱的人基本上依旧身陷原先舒适但不健康的生活方式中无法自拔，吸烟，吃觉得美味又买得起的食物。穷人和工人阶级之所以抵制健康热，有几个明显的理由：健身会员费可能很贵；
"健康食品"通常比"垃圾食品"价格更高。但随着阶层分
化，下层社会任性不健康的新脸谱很快与粗野半文盲的旧
脸谱融合。我为提高最低工资摇旗呐喊时赫然遇到过这种
情况。有钱的听众也许对给蓝领工人的工资低得让人心痛
而啧啧地表示同情，却常常纳闷"这些人怎么不好好照顾
自己"，比如：为什么要吸烟和吃快餐？对穷人的关切通常
带有批评意味。

还有鄙视。21世纪头十年，英国名厨杰米·奥利弗
（Jamie Oliver）自告奋勇从学校午餐入手改革大众的饮食
习惯。用也许可以在中高档餐厅的菜单上找到的菜品取代
比萨和汉堡包——例如新鲜的绿色蔬菜和烤鸡。但这次实
验遭到了令人羞愧的失败。美英两国学生都把健康的新式
午餐倒掉或踩在脚下。妈妈们把汉堡包隔着学校的栅栏递
给自己的孩子。校方埋怨新式饭菜远远超出了预算；营养
学家指出它们的卡路里严重不足。要为奥利弗说句公道话，
应该指出，普通的"垃圾食品"经过化学处理，提供盐、
糖和脂肪的组合，容易让人成瘾。但可能还有一点也很重
要：他在发起挑战前懒得研究当地的饮食习惯，好像也没
有花多少心思创造性地加以改良。在西弗吉尼亚，他让当

地一位妈妈掉了眼泪，令家长们感到寒心，他公然宣布，她平常给四个孩子准备的饭菜在"要他们的命"。[12]

吃错食物当然会产生不幸的后果。但哪些才是"错误"的食物？在20世纪80年代和90年代，受过教育的阶层提倡低脂饮食，反对一切形式的脂肪。记者加里·陶布斯（Gary Taubes）指出，低脂饮食为"肥胖流行病"铺平了道路，追求健康的人们纷纷从奶酪块转向了低脂甜品。[13]把膳食脂肪与健康不佳挂钩的证据始终站不住脚，但阶层偏见占了上风：脂肪和油腻食品属于穷人和蒙昧无知的人；高明的人只食用不含油脂的意大利脆饼和脱脂牛奶。其他营养物质随着医学观点的变化时而流行，时而落伍：原来，高胆固醇饮食根本不是问题，比如牡蛎；医生也不再给40岁以上的妇女补钙。大坏蛋似乎越来越多地是糖和精制碳水化合物，如汉堡圆面包。吃了汉堡包和薯条，再灌下大量含糖饮料，等糖的作用消退，你可能过几个小时就又饿了。如果唯一的治疗办法是再多吃点，那么你的血糖水平也许会居高不下，导致出现名叫糖尿病的疾病。

快餐尤其蒙受羞辱，沦为无知者的食品。电影导演摩根·斯珀洛克（Morgan Spurlock）为了创作著名的《超大号的我》（Super Size Me），一个月内除了吃麦当劳快餐，不吃别的食物，他记录了自己增重 24 磅和血液胆固醇飙升的过程。我也吃过好几个星期快餐，因为快餐便宜，还能吃饱，但就我而言，没有造成可察觉的不良后果。不过应该指出的是，我吃快餐是有选择的，去掉了油炸食品和含糖饮料以加倍摄入蛋白质。后来某个时候，一位知名美食作家打电话就快餐话题采访我，我先提到了自己爱吃的快餐温迪（Wendy'）和大力水手炸鸡（Popeyes），但闹了半天他分不清这两个品牌。他希望我泛泛地做出评价，我觉得这就好比问我对饭店行业怎么看。

## 白人大规模死亡

如果说食品选择界定了阶层差别，那么吸烟就成了阶层之间的防火墙。在工业国家，烟民几乎都是社会弃儿，十有八九只能偷偷摸摸地吸。在我成长的岁月，20 世纪 40 年代和 50 年代，情况大不一样；当时香烟不仅能安慰孤独者，还是强效的社交黏合剂。人们互相敬烟点烟，在室内和户外，在酒吧、饭店、职场和客厅，以至于香烟缭绕成了市井烟火的同义词，好也罢，坏也罢，烟味也成了家的味道。在约翰·斯坦贝克 1936 年的小说《胜负未决的战斗》

（*In Dubious Battle*）中，年长的劳工组织者愤世嫉俗，他递给年轻的移民一根刚卷好的烟，顺带告诫他几句：

> 你该吸烟。吸烟是不错的社交习惯。这辈子你得跟许多陌生人搭话。敬上一支烟，哪怕跟陌生人要一支烟，也能迅速跟对方熟络起来，我不知道还有什么比这更好的办法。要是人家给你一支烟，你却不接受，很多伙计会觉得受了侮辱。你最好开始吸烟。[14]

我的父亲和母亲都吸烟；我的祖父母辈有一位会单手卷香烟；在我的少女时代，婶婶教我吸烟，她后来得肺癌死了。政府似乎也赞成吸烟，直到 1975 年，武装部队的食物配给才取消了香烟。

更多有钱人放弃了这个习惯，针对吸烟的战争——总是呈现为大发慈悲的善举——渐渐显得好像成了针对工人阶级的战争。雇主提供的休息室禁止吸烟后，工人只好到室外顶风冒雨地吸烟，能看见他们靠在墙上护着香烟防止被风吹灭。工人阶级的酒吧也禁烟以后，顾客散去，自己找地方喝酒吸烟，可供聚会和交谈的室内场所更是所剩无几。烟草税节节攀升，对穷人和工人阶级伤害最大。出路是到街上买散装烟，但颇为奇怪的是，"散装烟"基本上属于非法贩售。2014年，纽约市斯塔顿顿岛人埃里克·加纳（Eric Garner）正是因为这个罪状遭一名城市警察扼喉致死。[15]

人们为什么吸烟？最常见的（斯坦贝克强调指出的）解释是，同辈压力让人们开始吸烟，后来尼古丁成瘾又让他们别无选择。很少探讨吸烟固有的乐趣，好像一提这一点就会削弱禁烟事业似的。2011年的一篇专栏文章是个例外，作者大胆地宣告：

> 我**爱**抽烟。我喜欢饭后或者喝着鸡尾酒抽上一支烟的味道，我喜欢抽上一支烟打发无聊，我喜欢在汗涔涔的暑天抽上一支烟，我喜欢在干冷的冬夜抽上一支烟……最后，尼古丁姑且不论，抽烟的仪式和流程让我自在放松。[16]

尼古丁激活了大脑的"奖赏通路"，于是，重新激活它们就成了一种自我滋养，也是抵抗压力和超负荷工作、有时抵抗无聊的方式。休息室仍然允许吸烟的时候，我在一家饭店工作过，许多工人把冒着烟的烟头搁在公共烟灰缸上，为了不用重新点烟，瞅准机会就能吸上一口。他们做其他事情都是为了老板或顾客；只有吸烟是为了自己。关于人们为何吸烟的研究屈指可数，一名英国社会学家在其

中一项研究中发现，工人阶级女性吸烟与照顾家人的重大
责任有关——再次意味着这是一种桀骜洒脱的自我滋养。[17]

　　20世纪炮制出了"压力"这个概念，重点放在企业高
管的健康上面，想必他们的焦虑超过了无须做出重大决策
的体力劳动者。然而，一个人体验到的压力大小——用应
激激素皮质醇的血液浓度测量——实际上随着社会经济地
位的下降而增加，对工作掌控最少的人承受的压力最大。
在餐饮业，压力集中在随时对顾客提出的要求给予回应的
人身上，而不是坐在公司办公室讨论未来菜单的人。这些
职场压力再加上贫穷带来的难题，你得到的这个组合对禁
烟宣传极度抵触——比如琳达·蒂拉多（Linda Tirado）的
低收入工人生活报告，她打两份工养活两个孩子：

> 我吸烟。吸烟很费钱。但也是最好的选择。你看，
> 我总是累极了，累极了。烟是兴奋剂。我累得一步也
> 挪不动时，抽上一支烟就能再干一个小时。我气得发
> 疯，遇到挫折，再也无力多做一件事时，抽上一支烟
> 就会感觉好一些，只要一分钟就行。它是我仅有的放
> 松的权利。[18]

　　没有为缓减低薪工人的压力做过什么。相反，如果说

蓝领工作的旧范式是每周工作 40 小时，每年休假 2 周以及养老金和医疗保险等福利，那么新的期待是要人随叫随到，没有任何福利或保障。有些调查发现，如今，美国大多数零售工人的工作时间并不固定[19]——随时听候雇主召唤，不能预测每周乃至每天能赚多少钱。随着日程安排"分秒不差"的兴起，提前计划越来越不可能：你会有足够的钱支付房租吗？谁来照顾孩子们？"灵活"就业的后果可能与给笼子里的实验动物随机施加电击的程序具有相同的破坏性。

21 世纪头十年间，人口统计学家开始注意到美国贫穷白人的死亡率在意外地小幅上升。这种情况本不该出现。近一百年来，令人安心的美国事实是，改善营养和医疗保健将保证让所有人延长寿命。相对于有色人种，这种情况尤其不该发生在白人身上，他们长久以来享有更高收入、更便利的医疗保健、更安全的邻里环境，当然还有免于深肤色人种日常蒙受的侮辱和伤害的自由。但黑人和白人预期寿命的差距在缩短。起初，有些研究人员觉得，穷苦白人死亡率升高并不令人吃惊：穷人的健康习惯不是比有钱人差吗？他们不是吸烟吗？

根据《纽约时报》的观点，早先注意到死亡率差距的经济学家阿德里亚娜·列拉斯-穆妮（Adriana Lleras-Muney）给出了解释："作为群体，教育程度不高（因此整体来说较为贫穷）的人们不大能够规划未来，延迟满足。倘若果真如此，也许可以解释比如教育程度较高和较低者吸烟率的差别。"[20] 另一名研究人员、兰德公司经济学家詹姆斯·史密斯（James Smith）几年以后扩充了这个论点：穷人似乎认识不到，"你做的很多事情也许不具有立竿见影的负面效应——过度饮酒、吸烟和吸毒（可能在短时间内让你感觉良好），却会在未来夺去你的生命"。[21]

换句话说，贫穷的美国白人在自求死路，这不是个无关紧要的闪烁的数据。2015 年末，英国经济学家安格斯·迪顿（Angus Deaton）凭借与同行安妮·凯斯（Anne Case）的工作赢得了诺贝尔奖。他们的研究表明，富有白人和贫穷白人的死亡率差距在逐年加大，女性略小。几个月后，"布鲁金斯研究院的经济学家发现，对生于 1920 年的男性，10% 的收入最高者与 10% 的最低者预期寿命存在 6 年的差距。对生于 1950 年的男性，这个差距达到两倍以上的 14 年。"[22] 吸烟只能解释 1/5 到 1/3 的额外死亡。其余显然可以归因于酗酒、鸦片成瘾和真实的自杀——相对于比喻意义上选择不明智的生活方式自寻死路而言。

可是，额外死亡的为什么是贫穷的美国**白人**？这几十年来，一切肤色人种的工人阶级日子都不好过。在我长大成人时的美国，拥有魁梧体格（最好还有强大的工会撑腰）、没有大学学位的男人能够合情合理地期待靠自己养活全家。到 2015 年，这些岗位早已消失，只剩下零售、园林绿化和运货卡车驾驶等领域一度属于妇女和有色人种的二流岗位。这意味着收入分配居于底层 20% 的白人面临着类似于贫穷黑人长期熟悉的物质状况，包括就业不稳定和生活空间拥挤而危险。当我的大家庭里有名成员需要贷款支付按揭时，我惊讶地发现，她的家竟然都不是一栋房子，而是她跟另外两名家庭成员合住的小拖车。贫穷白人总是自我安慰有人比自己过得更差，更受轻视；种族征服是他们脚踩的大地，立足的石头，哪怕他们自己的境遇在恶化。但这个微弱的安慰也正在收缩。

白人为何比黑人更可能有效地自寻死路，还有些切实的原因。一则他们持枪的可能性更大，白人喜欢以枪击作为自杀手段。其次，医生无疑部分受到脸谱化的影响，认为白人不是瘾君子，更有可能给白人而不是有色人种开强效阿片类止痛药。疼痛在蓝领工人阶级当中普遍存在，从女侍者到建筑工人，很少有人活到五十多岁时膝盖、后背

或肩关节是没有明显损伤的。2011年疾病控制与预防中心
（Centers for Disease Control and Prevention）宣布阿片类药
物存在"滥用"现象，受害者多为白人。[23] 结果，阿片类
药物更加昂贵，并受到严密监管，使用者常常转向海洛因，
海洛因效力多变，很容易导致意外过量使用。

　　美国当前的白领大批死亡很难找到历史先例。也许与
之最相近的是，与苏联共产主义崩溃有关的男性预期寿命
骤然下降。工作丢了，原先的社会福利基础设施——免费
的医疗保健和教育——在20世纪90年代分崩离析，俄罗
斯男性的预期寿命从62岁下降到58岁；女性徘徊在74岁
左右。[24] 其他后共产主义国家没有经受如此惊人的变化，
部分原因在于，他们没有采用国际金融机构开给苏联的"休
克疗法"的药方。就像在美国，人们很容易想到"生活方式"
要素：共产主义崩溃导致酗酒增多，酒精相关的死亡高发。

　　至于全球范围内与酒精无关的类比，我们可以回顾一
下欧洲从16世纪到20世纪并持续至今的扩张主义的致命
后果。无论是靠子弹、疾病还是大规模驱逐出境，死于这
次"绵延多个世纪的、覆盖全球的灭绝冲动"[25] 的原住民
数量估计达到了五千万。[26] 射击停止以后，幸存者往往承
受着可能致命的不适，表现为酗酒、抑郁和自杀。人类学

家克劳德·列维－斯特劳斯 1955 年所著的《忧郁的热带》
（*Triste Tropiques*）即以此为背景：本土文化由于与西方迎
头相撞而遭到毁灭，习俗、仪式或传统的生计方式荡然无
存，原住民变得无精打采，心灰意冷。游说组织"文化生存"
（Cultural Survival）报告称：

> 在整个西半球，土著居民的酗酒和自杀率都很高。
> 可以说，大洋洲和俄罗斯北部以及中国台湾地区的原
> 住民群体也是这种情况。此外，我们可以有把握地推
> 测，颠沛流离、流行病、灭绝和征服把世界各地的土
> 著居民置于抑郁和焦虑的高风险中。[27]

像 20 世纪的俄罗斯工人或 19 世纪的波利尼西亚人*一
样，美国工人阶级——至少其中的白人——曾经有希望靠
稳定的工作获取体面的收入，可如今已然失去了大部分生
活方式。

目前的政治谈话往往对美国贫穷白人反常的死亡率略
过不提，要么把它与经济不平等的大问题混为一谈。直到
近来，美国与其他发达国家相比在健康和死亡率方面所存

---

* 波利尼西亚人指大洋洲一系列族群的总称。

在的缺点，比如高得令人蒙羞的婴儿死亡率，均可归因于"多元"：我们被告知，美国的数字被历史上长期处于弱势的少数族裔拖了后腿。但是很显然，种族不能解释一切——贫穷本身使寿命缩短。已然发生的是，富人和穷人的差距在过去40年甚至过去5年间急剧拉大，达到如今1%的美国富豪拥有35%的国家净值的地步。[28]穷人的拖车停泊场、廉租公寓和帐篷与富人的顶层带阁楼的高楼大厦共存于这块土地，让人很不自在。

事实上，富人和穷人的差距——不仅在美国，其他高度不平等的社会如英国和以色列亦然——加剧到了这种地步："健康"（health）这个词已经不再足以描述人们曾经普遍渴求的生物学状态。日益两极分化的经济状况要求使用"身心健康"（wellness）这个更模糊而灵活的概念。在财富和收入范围的底端，身心健康呈现为如今约半数雇主提供的企业健康项目。这些项目从企业内部健身房到让员工定期测量血压和体重指数等雄心勃勃的监督程序不一而足。未能参加或遵守减肥计划，可能意味着被迫支付高额的医疗保险金甚至干脆缴纳罚款，尽管没有证据表明此类项目改善了员工的健康或减少了雇主的支出。[29]

但是，抛开企业针对零售和中层白领雇员的惩罚性项目不说，身心健康主要是有钱人的追求，健身行业把它形容为"奢侈追求"。《时尚》（*Vogue*）杂志的网站 Style.com 走得更远，宣布身心健康是"全新的奢侈身份象征"，可以只凭携带瑜伽背袋和一瓶绿色蔬菜汁加以展示。身心健康作为身份象征有个优点：与皮草和钻石等相比，加之身心健康实践基本上在视线以外、在难以接近的空间如私人健身房和休闲健身中心等进行，它不太可能引起下层社会的嫉妒。世界各地有数百家乃至数千家奢侈疗养胜地（其中不乏为了营销目的把"疗养"这个词安在传统的度假胜地头上）。这些胜地雄心万丈，提供远比区区"健康"（health，这个词仍带有"不生病"这个原来定义的味道）更为全面的事物。已知的自我完善方法应有尽有，唾手可得：瑜伽、罗尔芬按摩健身法、排毒、太极和冥想，加上热石按摩、常常用到巴郎鼓的"声音疗法"和"光线疗法"等玄秘疗法。在"目的地"疗养胜地，治疗过程也许会征用风景乃至当地原住民：

> 我们私人订制的疗养静修将在世界上的绝妙胜地让您的身体和心灵再度交融。我们邀您跟随卡拉哈里沙漠的萨满参加神圣的仪式，在古老的印度寺庙上私

人瑜伽课使您的身体重新达到平衡，在不丹与僧人一道诵经让您的意念再度专注，在日本各地的豪华温泉体验按摩、灵气疗法和泡温泉等治疗方法。不管您在喜马拉雅山脚下冥想，还是在博茨瓦纳盐田沉入静谧的独处，我们的假日疗养都会带您踏上执着、有力和脱胎换骨的历险之旅。[30]

没有统一的理论——当然也没有文化源头——支持这种以疗养之名提供的干预疗法的大杂烩。但是你若看过足够多的广告材料，就能看出一个共同的主题，其中的关键词是"和谐""完整"和"平衡"。就其中所包含的哲学而言，这是整体论（holism），也是熟悉的形容词"holistic"（全盘的、整体的）的词源。一切——思想、身体和精神，饮食和态度——都息息相关，必须井然有序才能事事顺遂，不管是获得"力量"和"脱胎换骨"，还是仅仅减去几磅体重。冲突也许在人类社会普遍存在，不平等在所难免，但个体必须消除它们。为了什么呢？当然是为了心情好，心情好和觉得自己很强大是一样的。用更机械的说法，身心健康是把自己重新构造成自我纠错的完美机器的手段，使之能够设立目标并抱着迎难而上的决心向它们迈进。如索伦·克尔凯郭尔（Søren Kierkegaard）在著名的祷告书中所述："心灵的纯粹就是只执着于一件事。"[31] 尽管他指的这件事不是练就更加健壮的股四头肌。

第七章

# 冲突与和谐的战争

如果不知何故，身体——或"身心"，或构成我们个体的无论什么——很"想"充当统一的整体，那么，让它处在我们有意识的控制之下应该轻而易举。我们只需（不可避免地）借助冥想、瑜伽动作和留心节制饮食，用头脑鼓励这种朝向整体的天然冲动即可，身心健康随之而来。就这么简单。

身心健康和整体性的概念最早于20世纪70年代随着广藿香的气息潜移默化渗入了美国文化，后来一些胡编滥造的做法才被斥为"嬉皮士的垃圾"。就健康相关事宜而言，旧范式是科学还原论：要想搞清楚某种事物，首先必须用解剖、显微术、把组织分离为亚细胞结构等方式把它掰开揉碎，研究其组成部分。20世纪60年代反主流文化宣扬的新范式则可以追根溯源到爱默生与众多的东方和欧洲神秘主义者，它聚焦于各个部分的相互关联性，因此聚焦于整体，整体越来越多地被认为"大于各个部分之和"。某些版本把整个宇宙描绘成包含我们每个人，至少包含我们的灵魂或精神的单一实体——这个视角似乎更契合东方神秘主义和新兴的迷幻剂文化，而不是通篇数学、枯燥陈旧的还原论科学。根据反主流文化编年史家西奥多·罗斯扎克（Theodore Roszak）的观点，嬉皮士和花儿少年（佩花嬉皮士）的目的正是"颠覆科学世界观本身"。[1]

我们可以把反主流文化视为与"掌控"这个概念相对立的懒洋洋的哲学姿态，但整体论敞开了掌控的全新路径——用头脑对身体实施掌控。身（body）与心（mind）在事物的还原论体系中一拍两散，甚至不清楚身心能不能放在同一句话中陈述。但是从整体论的角度，它们是持续的，几乎构成单一的事物——"身心"（mindbody），可以凭借有意识的努力加以实现。身心纽带究竟怎样运作，解释起来可能既可笑又繁难，比如摘自《综合全面的保健、康复和改观》（*Integrative Holistic Health, Healing, and Transformation*）一书的这段文字：

> 当头脑充斥负面画面，就会造成产生神经肽的焦虑和抑郁。此外，（大脑）边缘系统陷入持续的负反馈回路，导致杏仁核影响来自自主神经系统的反应，影响提醒个体忆起旧日创伤的身体改变，因此产生影响

杏仁核的更多焦虑和想象等。[2]

你要是看不懂，别担心。抛开这段引文句法混乱不说，应该指出，除了极度压力造成的后果以外，并没有扎实的证据表明消极思想影响身体健康，或者乐观主义者比悲观主义者活得长久。[*] 无论如何，作者安慰我们说："参加全面健康计划或者向执业人士请教，常常会让人产生掌控和希望的感觉，这种感觉本身就能增强身体抵抗疾病和保持健康的能力。"[3] 护身符或许也能起到同样的效果。

新的整体论范式没有与之相随的新发现或新的科学洞见。它不是以理论为依据，而是以到 20 世纪后期渐渐获得一定合法性的情感为依据，这个合法性来源与反主流文化相隔十万八千里。这就是"系统分析"，是最早在企业管理界站稳脚跟的一种风尚。要不是我在纽约市预算局担任过几个月的"项目政策分析师"，我绝不会遇到它。这个头衔究竟是什么意思，从来没人给我做过解释，"系统分析"也一样。兰德公司在市政府内设置系统分析，似乎是要根据定量数据做决策，并且尽量"系统"地做决策（哪怕市长

---

[*] 参见作者的著作《失控的正向思考》( Bright-Sided: How the Relentless Promotion of Positive Thinking Has Undermined America. )，北京时代华文书局，2018 年版。

办公室随时可能提出新的政治重点，推翻规划人员合乎逻辑并以数字排序的建议）。关键洞见是，军队、政府和企业等人类组织都是"系统"或"复杂的系统"，如同人体本身，必须协同考虑所有部件。

离奇的是，整体性本该属于反主流文化的谱系，但系统分析的主要宣传家竟然对迷幻或神秘体验全然无知——他是肯尼迪和约翰逊两任总统手下的国防部长罗伯特·麦克纳马拉（Robert McNamara）。麦克纳马拉受命从福特汽车公司空降到国防部的岗位，他初来乍到时对五角大楼的非系统性大为震惊，不同军种——陆军、海军等——争夺资源，集中控制很少或者干脆没有。他的解决办法是引入"项目政策预算系统"，我后来在纽约市预算局遇到的就是这个模板。军队跟预算局一样，似乎基本上把它理解为注重定量的目标和指标——最有名的是"死亡人数"。于是，无比讽刺的是，原本是为了让军事计划合理化的努力，却意外地应征加入了根本不合理的美国对越战争，这次努力稀里糊涂地与反主流文化对整体性的渴望步调一致。

也许对系统分析有目共睹的应用（错得有目共睹）是化学家、大气科学家詹姆斯·洛夫洛克（James Lovelock）1974年提出的盖亚假说（Gaia hypothesis）。这个假说受到日益流行的生态学的影响，从太空拍摄的首张地球照片又让人直觉它言之有理。它提出，地球和地球上的一切生命构成一个"系统"，而且是个有生命的自我调节系统，各个组成部分（如人类或水藻）相互作用，使地球适宜各种生物栖居。这幅太空中一颗蓝色星球的恢宏画面逐渐成了一切美好和理想事物的象征——整体、统一、生态、互联、和平、和谐。它还装饰了《全球概览》（*Whole Earth Catalog*）的封面，这本期刊的主要内容是嬉皮士和极客们寻求自给自足的农业技术、户外用品和 DIY 技术等。人类是地球所代表的更大整体的亚单位，可惜这个有条不紊的盖亚系统始终没有搞清楚怎么纠正人类滥用化石燃料的问题。

即使系统分析未能为新的整体性范式提供科学支持，也至少有助于增强它的文化合法性。网络百科全书网站（Encyclopedia.com）告诉我们——值得注意的是，"系统"这个词在三句话里出现了九次：系统的概念无处不在，它似乎欣然拥抱一切形式的整体性：

　　20 世纪下半叶，**系统**这个词的合成用法变得无所不在。计算机和操作系统与生物系统、商业系统和政治系统汇合。系统科学和系统工程学得到了系统管理、系统医学的补充，还有把地球视为一个系统的实践。[4]

有时候，"系统"和"整体"这两个概念几乎难以区分。例如，所谓的"正念经济学运动"寻求"对资本主义相关的经济问题进行全面系统的分析"。[5]"全面"是好的；稍不"全面"就是向启蒙运动、科学、资本主义或者意想中把人类社会粉碎成对抗性碎片的无论什么邪恶力量投降。全面就是要仁慈、平和和包容，服务售卖者当然希望呈现这样的形象。竟然还能找到"全面牙医"，尽管专注于身体的特定部位很像是与整体论背道而驰。

很难看到这两种范式可能的共同基础。在科学还原论一端，我们有寓言中只见树木不见森林的医生，他称呼患者为"302号房里的胆囊"。我们在前面各章看到，医学教育——从第一次解剖尸体开始——似乎执着于消除医患双方的一切情感纽带。患者被客体化，他意识清醒地参与只局限于"服从"。在整体论友善宜人的另一端，是我手术后因为淋巴水肿去做的按摩疗法。那个爱聊天、善解人意的年轻女人在光线昏暗的房间里轻柔地揉捏我的胸脯和胳膊，伴随着使人恍惚的音乐录音。（毫不奇怪，几次按摩对新发肿块毫无效果，我特意在按摩前和按摩后做过测量。）对于批评者，科学方法是冰冷的，在理性主义者甚至女性主义理论家范达娜·席瓦（Vandana Shiva）看来还"具有帝国主义性质"，替代方法则予人安慰和滋养，在某种程度上与宇宙合一。这里的哲学鸿沟至少与公认存在于科学和宗教之间的鸿沟一样宽广——科学和宗教为缩小鸿沟已经打过很多次仗了。

如今口角仍不时爆发，2005 年神经科学协会（Society for Neuroscience）由于邀请僧侣在年会上发表论冥想和正念的演说而引发了抗议。但是，就在 20 世纪后期，科学，尤其是量子物理学与我们姑且可以称为反主流文化的事物之间敞开了肥沃的重合领地。致幻剂先锋蒂莫西·利里（Timothy Leary）和艾哈德研讨会培训项目（EST）创办人沃纳·艾哈德（Werner Erhard）都受到量子物理学吸引，外行很容易在大苏尔（Big Sur）和圣塔菲研究所（Santa Fe Institute）等地接触涉猎量子物理学。同时部分科学家和科学史家开始嘀咕，科学本身有必要采用更全面的方法。科学哲学家伊夫琳·福克斯（Evelyn Fox）批评还原论生物学强调 DNA 等"主分子"，以损害整个有机体为代价。在不那么可敬的学术层面，物理学家弗里乔夫·卡普拉

（Fritjof Capra）发现了量子力学与东方神秘主义的连续脉络，他断言，自然界不是由相互分离的亚单位组成，而是由相互作用的振动组成。21世纪综合医学爆炸性发展的路径十分清晰，人们可以念叨几句量子物理学，挥一挥手把不同治疗模式间的哲学矛盾驱散。

## 整体的生物学

到20世纪后期，毋庸置疑，医学需要某种范式转变，哪怕只为适应尸体不能代表"完整的人"——身体加思想——这个事实。我们不仅有思想有感情，还以头脑看不见、意志力或控制力不易触及的微观方式对世界做出反应。我们割破皮肤就会流血，运气好的话，血液不经意识干预就会自行凝固。作为整个人的"系统"包含许多层面和部件。有些宏观，有些微观；有些是物质的，比如器官，还有些显然是非物质的，比如思想。它们怎样相互作用，创造稳定，至少暂时稳定的系统，是生物学的长期难题。

身体的各组成部分和层面协同作用的假设历时弥久，几乎不再受到质疑。我们谈论人类生物学，当然是谈论由组织和细胞等亚单位构成多细胞生物的生物学。这些组织和细胞被认为都在和谐运作，全都无私无欲，恪尽职守，像良性威权下的顺民。心脏细胞齐齐跳动，肝细胞储存葡萄糖，红细胞携带氧气。否则就会造成灾难，不是吗？因此，多细胞生物的生物学偏向于整体观念。比如我们不满足于描述肾脏，我们想知道它有什么**功能**——它怎样为整体服务。

给身体亚单位的各个部分分配功能的做法至少可以追溯到17世纪，英国医生威廉·哈维（William Harvey）搞清楚了心脏跳动让血液循环的原理，尽管当时仍不清楚循环何以重要。在这个发现之前，解剖学家满足于描述和确定器官的位置，把解释器官到底有何作用、怎样纳入整个身体的任务留给了生理学家和玄学家。根据哈维的观点，心脏具有"功能"；生物学家很快得出推论，身体的其他亚单位和部件也必然具有功能。拿起一本当代生物课本，你会发现书中充斥"功能"这个词，有时候甚至用在分子身上。一本2014年的细胞生物学课本中用各种方法描述细胞和组织践行功能的情况：它们负有履行功能的"责任"或"任务"，而且履行得很"专业"，[6]颇像军队里的士兵或大学里的教授。

哈维的发现揭示了身体是某种机器，它由相互连接、通力合作的部件巧妙地构造而成，各个部件没有自己的意志。17 世纪一位意大利解剖学家宣称："人体就其自然行为而言……其实无非是个化学—机械运动的复合体，取决于纯数学原理。"[7]这种至今仍在生物学中占据主导的机械观点丝毫没有向宗教发起挑战。毕竟，整件事情背后必然有一位格外高明的设计师，他必然至少给一些原先的惰性物质注入了生命。的确，我们对身体的工作原理了解越多，它的运作就越显得灵异神奇。想一想身体怎么愈合伤口吧。首先，一连串化学反应通过使血液凝固让伤口闭合。与此同时，细胞从骨髓和其他场所冲过来，赶走微生物，去掉破损组织，把它们用新鲜完好的细胞和组织取代，让我们为今后再次受伤做好准备。

如果说身体是完美的机械装置，那么按照廉价而肮脏的达尔文主义理论，这是因为完美是必然的结果。失效或达不到最佳效果的身体部件由自然选择予以淘汰，只留下"最适应"的有机体存活和繁殖。20 世纪 60 年代社会生物学方兴未艾，万事万物都具有了进化的理论基础，一切无助于物种存活的特质或物理特征都以浪费能量为由遭到清除。这导致了贻害无穷的对现状的维护，女性主义者往往谴责这种"宿命论"：我们是现在的样子，比如好战或男性至上主义，是因为如果不这样，就会不"适应"，把我们塑造成现在这个样子的造物主不是上帝，而是自然选择。

麻烦的是，许多事物无法从"适应"的角度加以解释，包括像男性乳头和阑尾这样的残留特征，还有些纯结构特征似乎只是我们的基因组中现成的"设计"所要求的。生物学家斯蒂芬·杰伊·古尔德（Stephen Jay Gould）和理查德·勒沃汀（Richard Lewontin）认为，这种结构特征好比教堂设计的"拱肩"：它们不"做"什么，只为填充先前存在的拱形式样。古尔德和勒沃汀指出，自然选择不是制约进化的唯一动力，达尔文也没有这样暗示。环境变化——气候变化或小行星突然降临——可能导致在灾难降临前一刻还高度适应的整个物种彻底灭绝。同时，男性乳头等貌似无用的特征却代代传承，也许只是因为我们的遗传物质保留了对它们的安排。

所以，我们的身体完美地适应环境，至少适应我们的远祖所面对的环境，它们之所以这样，是因为它们不能是别的样子——这种乐观甚至乌托邦的生物学观点有失偏颇，没有得到承认。古尔德和勒沃汀在批评进化生物学时，援引了伏尔泰笔下乐观而疯癫的潘格劳斯教授（Professor Pangloss）的观点，此人宣布万事万物都是这个"一切可能的世界当中最好的世界"上最好的。这句话也适用于身体的"功能"观点，它包含的假设是，所有部件和亚单元都和谐运作，对整体的需求时刻保持警觉。这是我们学生时代接触到的生物学——生物学研究的是完美地履行功能的复杂系统，疾病和死亡是令人失望的异常现象。

可是，在这个一切可能的世界当中最好的世界上，并不是一切都好，异常现象太常见了，更何况还戏剧化到了无法视而不见的地步。想一想癌症吧，它是全球主要的死亡原因之一。许多癌症可以怪罪于身体以外的化学制剂或放射，比如吸烟或苯等职业危害，但是，迄今为止只有约60%的癌症可以追踪到特定的致癌物。[8]举例说明，没有找到可以解释乳腺癌、结肠癌或前列腺癌的致癌物。我们只知道这些器官的细胞个体有时打破秩序，开始疯狂繁殖，形成可能摧毁整个有机体的肿瘤。想一想自身免疫疾病吧，比如5%到8%的人口罹患的类风湿性关节炎和多发性硬化，当免疫系统抛开保护身体的指定"功能"，攻击起身体本身时，就会罹患这些疾病。[9]冠心病是美国和欧洲排在第一位的死亡原因，它的发展过程中也牵连身体自己的免疫细胞。

身体的功能主义观点仍然大有帮助，但我们必须牢牢记住，只是**大致如此**。举例说明，如果说皮肤细胞的功能是充当对外部世界的防护层，呼吸并为我们提供触觉体验，那么多数皮肤细胞的行为符合我们的期待。但有些会癌变，企图掌管整个身体——黑素瘤的"功能"是什么？我们要承认，身体非但不是作为和谐的整体运作，还会充当它自己的细胞和组织发生殊死战争的战场。

鲁道夫·魏尔肖在 19 世纪后期提出了体内冲突的潜在理论依据，他提出，身体最小的活的亚单位是细胞，所有细胞都出自其他细胞。后一条表达为 *Omnis cellula e cellula*（"细胞皆源于细胞"）的观点往往引起广泛关注，因为它暗示，就连最凶猛的癌细胞也是和平守法的健康细胞的后裔子嗣。但是，在某种意义上，前一条观点——细胞是身体最小的活的亚单位——也许更让人精神一振。在魏尔肖工作的时代，其他生物学家开始成功地在**体外**培养人体细胞——日后叫作"组织培养"，泡在诸如血清等营养液中。20 世纪初，舞台布置就绪，准备深入研究这些奇特的微观实体——构成活的有机体的细胞。

可是这条路却没有走。20 世纪中叶产生了 DNA 结构及其对遗传的作用的惊人发现。几乎一夜之间，生物学进入了极端还原论阶段，径直跨过细胞走向更加迷人的分子层面，这里由 DNA、RNA\*和蛋白质统率。癌症研究逐渐聚焦于诱使细胞走上自私的繁殖之路的 DNA 突变。免疫学对免疫系统的细胞动力学轻描淡写，喜欢执迷于抗体——抗体是可以给待摧毁的"外源"细胞如微生物等做标记的蛋白质分子——不过主要专门研究执行摧毁任务的巨噬细胞。我在洛克菲勒大学的第一导师因为澄清了抗体的分子结构而赢得了诺贝尔奖。我的第二导师没有得到多少认可，用来研究巨噬细胞杀死和消化猎物的实验室也小得多。

　　癌症的谜题足够难解：为什么细胞发起征服之战，却以细胞本身的死亡收场？但是现在普遍把癌症归因于细胞分裂错误，我们很容易想象这些错误导致健康细胞产生两个癌性子细胞。免疫系统攻击体内健康组织的类风湿性关节炎和多发性硬化等自身免疫疾病，给生物学提出了更加让人烦恼的哲学问题。想象单个细胞产生癌性后代是可能的，但是不容易明白构成免疫反应（牵涉到多种细胞之间的互动）的许多精妙机制何以被动员起来反对身体自己的组织。面对此类攻击的可能性，生物学家保罗·埃利

---

\*　即核糖核酸。

希（Paul Ehrlich）只是提出，体内存在"恐怖的自体毒性"（horror autotoxicus），它以某种方式防止攻击自我的可怕错误。如自体免疫的"教义"所言，既然"生命不能伤害自己"，怎么可能没有自体毒性？按照埃利希的说法，自我削弱的有机体应该"最高度地无目的"[10]，意思是完全没有用处。

五十年后，到 20 世纪中叶，澳大利亚免疫学家弗兰克·麦克法兰·伯内特（Frank Macfarlane Burnet）把埃利希关于自身免疫不可能紊乱的声明稍微推进一步，他宣称，免疫系统真正的功能是形而上的：区分"自己"和"非己"——前者是自身组织，后者是微生物等异物。这两个术语借鉴了心理学或哲学；科学哲学家阿尔弗雷德·I. 陶伯（Alfred I. Tauber）指出，它们"暧昧模糊"，他还说"很难把'自己'视为科学概念"。[11]事实上，直到约 17 世纪，英语和德语等语言才开始把"自己"这个词用作强化词之外的成分（比如"我自己做的"），此前它几乎算不上是个概念。于是，正如我们会在后文看到，"自己"渐渐取代"灵魂"，成了个体内在的某种特殊内核，在某种程度上与他人用障壁隔开。注意力转向内在，普遍使用镜子、书写日志和自传、绘制肖像（经常是自画像）等鼓励人们彻底了解自己。"西方个人主义"诞生了，最后精神分析和诸多自我折磨随之而来。

伯内特为何选择这样一个"暧昧模糊"且明显不科学的概念来解释免疫系统的工作？有些学者猜测，他像本阶层的许多人一样受到了弗洛伊德的影响，笼罩在"自己"这个概念周围的主观性气氛也许真切地吸引了他。毕竟他大可以用"有机体"或"个体"等术语来形容免疫系统勉力维持的情况。但是，如果他是在寻找探讨有机体与"他者"（泛泛地指代微生物等外来侵入物）对阵的方式，那么自己／非己的区分十足贴切。免疫学的核心是个军事比喻："非己"是敌人，通常由细菌或病毒代表，免疫系统必须予以摧毁，"自己"——意思是身体自己的组织，则必须不受干扰。举例说明，1987 年，标题乐观的流行读物《人体的胜利》（*The Body Victorious*）如此形容免疫系统：

> 在武器技术和战略两方面都让人想起军事防御。我们体内的军队拥有行动迅速且高度机动的军团、突击部队、狙击手和坦克可供调遣。我们有士兵细胞，它们跟敌人一接触，就立即开始生产准确性惊人的自控导弹……（还有）决定军力和地点部署情况的侦察

队、情报机构和国防参谋。[12]

军事比喻竟然能够用来帮助解释——或者为自身免疫疾病寻找借口。既然可能的敌人近在咫尺，人类社会就需要某种防御力量——至少需要一支能防御侵略的武装力量。但维持守备部队甚至常规部队是存在风险的：士兵可能变得贪婪，倒戈相向，要求更多粮食和其他资源。同理，就身体而言，若是没有免疫细胞，我们面对入侵的微生物就无可奈何。而有了它们，我们面临的可能性是自身免疫疾病发动叛乱，攻击我们"自己"——伯内特一度把这种情况比作"国家安全部队的兵变"。[13]

事实是，人们没有对自身免疫疾病给出令人信服的进化论解释——只给出了一个借口：虽然免疫细胞应当发挥区分自己与非己的功能，但是有时候难免犯"错"。怎么会这样？1989 年提出一种流行的假说，富裕社会相对卫生的环境让免疫细胞不能充分训练以对付来自微生物界的"真正"敌人。换句话说，它们柔和温顺，娇生惯养长大。但是，今天人们越来越多地承认，它们与儿童早期不曾受过感染的联系不是因果关系。一种可能是，高度卫生的环境也许只是让更多儿童活得足够长久，活到了自身免疫疾病发作的年纪。[14] 伯内特评论道："讨论自身免疫疾病，免不了要陷入哲学困境。"[15]

我们可以说，事后看来，伯内特陷入了两个范式的撕扯：一个是整体论的乌托邦范式，把身体或有机体视为秩序井然的机制，进化早已注定它就是这样。另一个新兴的范式可以称为**敌托邦**，有机体是持续冲突的场所——比如癌细胞与正常细胞或免疫系统与身体其他组织之间的冲突。冲突也许导致某种妥协，例如疾病陷入慢性状态。要么尽早而不是晚些时候以有机体的死亡告终。以伯内特为例，乌托邦和敌托邦这两种范式可以在一个人的头脑中同时共存，但就我所知，它们尚未在公开战斗中决一雌雄。不过，有人也许注意到了，20 世纪 90 年代初二者差点迎头相撞，不是围绕自身免疫疾病或癌症，而是围绕表面看来一件健康的平常事——月经。

## 血仇

月经初潮的到来也许会让女孩感到震惊甚至害怕。也许会出现痛性痉挛，卫生棉条或卫生巾渗漏，贫血发作。但至少有钱人和受过教育的人尽量把这件奇怪而剧烈的事件正常化，甚至加以美化。某育儿网站建议：

> 家长从积极的角度描绘月经过程也很重要。如果妈妈把自己的月经说成"诅咒"，女儿也会对这件事留下消极印象。相反，妈妈可以解释说，每个月的月经是身为女人的一部分自然而然的妙趣。毕竟，没有它们，女人就不能当母亲。[16]

现在，一个 12 岁的女孩能够怀孕了，为什么应该为此感到"神奇"？倾向月经的正面宣传对这个问题置若罔闻，继续保持积极乐观的态度。美国心理协会（American Psychological Association）某作家提出了"保持积极的另一种方法"：

> 有些家长会备好一个"欢迎成年篮"，篮子里也许装着巧克力、电热垫、卫生用品，也许还有一本探讨这个话题的好书（或者孩子最喜欢的作家的小说），如果孩子还没有这本书的话。[17]

不知怎的，把电热垫和卫生用品当礼物与其说表示欢迎，不如说是个不祥的兆头。

"积极"地看，月经具有严肃的生物学功能。至少就人类而言，人们认为子宫内膜每月增厚，为设法进入子宫的受精卵提供柔软的铺垫。如果没有胚胎着床，子宫内膜就崩溃脱落，只因为从卡路里的角度保留它的代价过于高昂——于是发生名为"月经"的又是流血又是组织碎片脱落的麻烦事。但是每个月重复，持续几十年，子宫内膜脱落本身代价高昂；女性通常每年失去一品脱血液，有时甚至达到几品脱，有造成贫血的风险。那么，既然自然选择占上风，既然自然选择优化了物种的适应性，我们为什么要丰沛地行经？特别是为什么人类比其他生物明显失血更多？

答案——至少一个答案——出自一个意想不到的地方。1993 年，时年 35 岁、没有生物学学术背景的玛吉·普罗菲特（Margie Profet）提出，月经的真正功能是把阴茎侵入时携入阴道的病菌清洗干净。[18] 我欢迎她的假说，它似乎证明月经不是女性"不洁"的产物，像父权制宗教主张的那样。举例说明，天主教教堂禁止经期女性进入；犹太法律要求女性在月经后举行沐浴仪式。但是根据普罗菲特的理论，月经尽管乱七八糟，却是保持女性身体天然纯洁状态的努力——某种颠倒过来的清洗。没过几年，普罗菲特赢得了"麦克阿瑟天才奖"，《科学美国人》《奥秘》（Omni）、

《时代》和《人物》（*People*）杂志都做了简要介绍。她成了某种乐观的生物学的典范，一切事物的"发生都是有原因的"，这个原因就是保存有机体个体，繁衍物种。冲突在她的模型当中仍然存在，但只是人类（或其他哺乳动物）与微生物这个传统的敌人之间亘古弥新的冲突。

　　我多年研究食肉动物对人类进化和历史的影响，再加上我在熊出没的野外环境有过引以为戒的切身体验，我在20世纪90年代后期找到了她，向她提出一个问题：丰沛的月经难道不是一个招致食肉动物攻击的风险因素吗，尤其是在充斥食肉动物的"进化环境"下？她的回答很简洁——"人类不是隐存种"——这个答案表明她对生物学知之甚少，因为"隐存种"不是指必须躲避食肉动物的物种，而是它在形态上与具有不同基因组的物种一模一样。不过对她的理论的质疑声越来越多，我的问题只是其中一个。其他批评者提出，经血流动的清洗效果缺乏数据支持，而且她未能解释人类的月经何以比其他哺乳动物多得多。实际上，行经的哺乳动物少之又少，少数行经的动物——其他"高等"灵长类、部分蝙蝠和象鼩——失血比人类少得多，却没有证据表明其雄性精液所含的微生物比人类的男性少。普罗菲特的其他受到大肆欢呼的理论主张——人类怀孕期间的"晨吐"现象是为了保护胎儿免于接触可能导致出生缺陷的食物——也遭到类似的质问。2004年前后，玛吉·普罗菲特干脆消失了，2012年她重新露面，在一段时间贫病交加后重返原生家庭。[19]

今天，关于月经的正在形成的科学共识着眼于我们这个物种的**内部**冲突——这种可能性直到近些年一直让生物学家感到不安。按照这种观点，子宫内膜的构造不是为了诱惑胚胎着床，而是为了**防止**除了最强健敏捷的胚胎以外的胚胎拥有机会。我不打算追究这种违反直觉的观点的前因后果，只想说一句，20世纪70年代，另一位叛徒科学家、罗格斯大学的罗伯特·特里弗斯（Robert Trivers）就认为，父亲和母亲为互不相同的遗传利益蒙受着风险。简单地说，父亲"想"——更准确地说，他的基因想——让受精卵着床并且活下去；母亲的利益在于摧毁可能存在缺陷的胚胎，免得怀孕无果浪费她的精力。特里弗斯是个人物，他的迷人特质不输普罗菲特，值得专门为他本人写一本书，事实上也确实有人写了一本书《不羁人生》（*Wild Life*），书中论述科学的内容少于对他险象环生的事业的描述，包括他加入黑豹党（Black Panther Party）和长居牙买加的经历。也许这些经历让他有胆量向生物学偏于和谐的乌托邦倾向发起挑战。他不仅找到了两性在缠绵时刻的致命竞争，还提出，我们的基因含有在某种意义上许多真正"自私"的DNA（常常归在"垃圾DNA"的标签下）：

> 它们发现了对有机体的适应性全无贡献的传播和延续方法。有时，这意味着与大多数基因截然相反的编码行为。结果，多数有机体都不是完全和谐的整体，个体实际上是可以分裂的。[20]

特里弗斯的著作似乎给他的朋友、哈佛生物学家戴维·黑格（David Haig）壮了胆，黑格提出了远比普罗菲特及其拥趸所能想象的更为敌托邦的生殖观点。1993年，即普罗菲特出版论述月经的著作的那一年，黑格提出了惊人之论：怀孕受"母亲—胎儿竞争"左右。胎儿和把它与母体血流相连的胎盘努力从母亲身上汲取更多养分，母体组织则奋力守住自己的养分——这个过程常常对母亲不利。例如，胎儿也许干扰母体的胰岛素分泌，导致血糖水平升高，这对母亲有伤害，对胎儿却是美味的滋养。要么胎儿和胎盘释放化学物质，提高母亲的血压——表面上保障养分顺利流向胎儿——却对母亲具有一定风险，最终对胎儿也造成一定风险。

母亲—胎儿的战斗在着床前就开始了，胚胎和胎盘必须奋力穿过子宫内膜才能接近母体血流。曾经师从黑格的进化生物学家苏珊娜·萨德丁（Suzanne Sadedin）写道：

> 子宫内膜绝不是提供滋养的温暖怀抱，而是致命的试验场，只有最强健的胚胎能活下来。女性越是延长胎盘到达她的血流的时间，供她决定是否想要除掉这个胚胎而无须付出显著代价的时间就越长。相反，胚胎想尽快让胎盘着床，既为了能够利用母亲丰富的血液，也为了增加它的存活与她的利益相关性。出于这个原因，子宫内膜变得又厚又结实——胎儿的胎盘也相应地更加咄咄逼人。[21]

换句话说，人类的子宫内膜与人类的胚胎／胎盘结合体发起了军备竞赛。人类胎盘与其他物种相比是格外顽强的斗士，子宫内膜也相应地厚实坚韧。因此，人类的女性拥有独特的涌流体验——痛性痉挛、血污的内裤，也许还有"女性是特殊版本的残疾男性"这种广泛的文化观点。

女性生殖周期的许多阶段，从月经到分娩，都很像人体遭到病原体侵入时通常发起的炎症反应，只不过在生殖情况下，目标不是病原体而是人类细胞和组织。举例说明，月经不是温和的子宫内膜"脱落"过程，这种通常的描述听起来秋意盎然。若是胚胎没有着床，子宫就发出化学信号，从血流中召唤免疫细胞前来吞掉厚厚的子宫内膜，子宫内膜很快就变成杀戮的场所，残渣碎片从阴道涌出。所幸在人类存在的大多数时候，由于频繁怀孕和漫长的哺乳期，人类的女性一生可能承受的经期很少。

人类约 80% 罹患自身免疫疾病的是女性，这意味着作为全面的"系统"，男性设计得比女性好多了，但迄今为止这个事实没有找到充分的解释。要么也许我们该把自身免疫疾病视为女性所承载的更大生殖负担的又一个组成部分：月经和怀孕激起的炎症风暴也许导致免疫敏感性达到危险的水平，或者用伯内特含糊的哲学术语，也许怀孕和准备怀孕本身模糊了自己和非己的区别。

不过，重点是体内冲突——发生在细胞与同一个有机体内自己的兄弟细胞之间——并不局限于癌症和自身免疫疾病等病理状况，病理状况可以归因于变异或者用"错误"来形容。细胞之间致命的战斗是身体尤其是人体进行正常活动的组成部分，肯定包括生殖。如果细胞是活的，似乎能够为了自己的利益反对身体的其他部分，甚至反对整个有机体，那么我们也许与其把自己视为井然运行的"整体"，可以用有意识的干预加以控制，不如把它看作微观生灵的联盟，至少是暂时联盟。

生物学的自己或身体是众多微小自己的集合体，这种想法让人心神不宁。脑海中油然浮现出的画面是哲学家托马斯·霍布斯所著的《利维坦》卷首插图中那幅超大号国王的怪异画像：凑近细看，国王原来是由成百上千个小人拥挤在胳膊和躯干上组成的。霍布斯的要点是，人类社会需要独断专行的领袖；否则他们承受着堕入"一切人反对一切人的战争"的危险。但是在构成身体的细胞界，没有"国王"实行统治。虽然各种通信，有时因为各种通信——化学和电子通信——使身体细胞相互连接，分歧和混合信号的出现才在所难免。我们需要的范式不仅要包括活的有机体内神奇的和谐，还要包括常规性爆发的冲突。

第八章

# 细胞通敌

身体内可能不安分的亚单位——有时也叫作"基石"——是什么，怎么才能有效地控制它们？生物学专业的学生用显微镜最早接触到的细胞可能不是任何事物的亚单位，而是一种本身自由生活的生物——名叫阿米巴的单细胞有机体。阿米巴在池塘中很容易找到，它们在周围游来游去，寻觅能够用伪足吞噬和消化的可食用碎屑。我在通往博士学位的曲折道路上，受过玛利亚·卢金斯卡（Maria Rudzinska）为期几周的指导，我在她壁橱大小的实验室接触到了它们。她似乎对我的存在感到厌烦，我又看不出她宠爱的细胞与我促进人类健康的长远兴趣有何关联，更对改善我们的关系于事无补。我对细胞根本不感兴趣，它们只是些微小的含有蛋白质和核酸的脂质液囊罢了。从我彻头彻尾的还原论视角来看，它们在化学层面发生，要想探个究竟，只能刺破细胞膜，把它的内容物研磨成浆液，这些工作在通往真正行动的道路上只会分散我的注意力。我居然认为，把我分给卢金斯卡，不是因为她能教给我什么，只是因为在男性占绝大多数的研究院，我们身为女性都是异类。毋庸置疑，她的阿米巴不是人类任何事物的进化先祖，连模型也算不上。

我过了好几年才开始在细胞层面领会诸多事件，说起来又过了几十年才明白了阿米巴的生命与我们自己的身体细胞之间的联系。其中拖了我后腿的一件事是：阿米巴是自主的生物，我们的身体细胞显然不是：它们要履行"功能"。但是假如身体细胞或部分身体细胞有时候竟然具有一点自主性呢？

身体的单个亚单位即细胞能够自行其是，在这个意义上，纷乱失序的可能性始终存在。我们可以想象胎儿细胞逃离胎儿，若干年后在母体组织某个遥远的部位冒出来，或者胚胎决定在子宫外某处——输卵管甚至腹腔——着床，让一次怀孕彻底脱轨。要么身体其他部分的癌细胞可能偶尔偷偷穿越血脑屏障，组建成给我们执行思考任务的神经元的第五纵队。

事实是，上述事件都在发生：已育妇女体内常常含有她们所孕育胎儿的细胞，让这些妇女成为**奇美拉**（*chimera*），即多个个体的嵌合体。此外，怀孕时 1% 或 2% 的胚胎任意把自己附着在子宫外某处，导致危及母亲生命的状况。更奇怪的是，人们发现乳腺癌细胞"伪装"成神经元，在大脑开拓殖民地。细胞和小细胞群自作主张地爆发也不足为奇。自身免疫疾病是免疫细胞对其他身体细胞貌似自发的攻击；癌症是由单个细胞或小细胞群对生存空间的疯狂追求所致。

幸而从作为整体的有机体的角度，存在大量机制让爱冒险的细胞安守本分。组织细胞由"细胞间质"及"细胞连接"彼此连接，有些连接紧密得几乎不可能断开。作为额外的预防措施，器官常常封闭在细胞难以或不可能突破的外膜中。还有，细胞收到其他细胞稳定发来的化学信号，有的信号来自距离相当遥远的地方。我们可以把少数信号翻译一下，它们好像在说"危险！"或"快到这里来！"——谁知道呢？——有些信号也许在做宣传，督促细胞坚定地履行指定的任务。还有对顽抗细胞的最后制裁：死亡。"去死吧！"的信号发来，于是在名为凋亡的过程中，这个细胞乖乖地关闭新陈代谢，整洁地折叠在膜内等候处置。

但是约定的"功能"也要求身体的某些细胞**要**爱冒险、好打听甚至攻势凌厉：它们绝大部分是白细胞或抗击微生物疾病的白血球。像红血球一样，许多白细胞源自骨髓，由血流被动地带往各处。然而，其他细胞能自己移动，甚至穿过组织中细胞之间致密光滑的空间。除了干细胞这个例外，身体可能没什么细胞比巨噬细胞更多才多艺，如同许多其他白细胞，巨噬细胞也源于骨髓。名为单核细胞的未成熟巨噬细胞被释放到血流中，也许受到静止物体的吸引，比如死去或受伤的细胞，就安顿下来把它吞噬。巨噬细胞随着不断吞噬而壮大，并且"活化"——充满含有消化酶的空泡，让它能吃得更多。最终我的博士研究生课题是从老鼠身上"收获"巨噬细胞，并研究这个转变过程。虽然我不清楚它的重要性，却能一眼看出，成熟的巨噬细胞与自由生活的阿米巴无比相像。这种相似性如此醒目，有些科学家不禁猜测，这两类细胞也许存在某种进化纽带，但它们当然来自完全无关的世系。[1] 如同无拘无束的阿米巴，巨噬细胞也能靠伸展伪足拖拽自己到处移动，能处置伤口处死去或受伤的细胞，还能袭击并吃掉设法进入身体的微生物。

　　作为身体多用途的勤杂工，巨噬细胞在主流科学界很少受到尊重。它是蓝领工人，负责清理细胞的尸体和其他垃圾，所以叫作身体的"垃圾清洁工"，鉴于它的杀伤力，竟然还叫"恶棍"。的确，巨噬细胞的惯用手法像杀手一样凶暴残忍：它吞噬细胞膜内的猎物，又通过与阿米巴一模一样的吞噬过程加以消化，也就是说它把身体变成一张可怕的嘴巴，好比民间故事里长牙的阴道。免疫系统有些杀手细胞比较讲究，它们给猎物注入毒素后走开；还有些在细胞外吐出丝线，诱捕和杀死微生物。巨噬细胞却是直接张口吞吃猎物，这也许在一定程度上给它赋予了多数身体细胞不曾知晓的独立性，后者完全依赖血流提供养分。

但是，直到近些年，免疫学家对抗体的兴趣比对巨噬细胞等杀手细胞大得多。抗体是巧妙定制的蛋白质分子，用来与特定抗原结合——或微生物表面的补丁块——使微生物丧失能力或给它做好标记以便让巨噬细胞摧毁。在抗体产生的恢宏戏剧中——分子生物学家占领舞台中央后，抗体的产生实际上也成了免疫学唯一的戏剧——巨噬细胞只分得一个小配角的角色。它们的任务是把异物（或抗原）"呈递"给号称聪明绝伦的名叫淋巴细胞的白细胞，产生适当的抗体。科学哲学家埃米莉·马丁（Emily Martin）指出，对巨噬细胞的贬低还具有性别意味，免疫学文献称之为"管家"和"小杂役"。[2]

不过这里我得停下来坦白一下，我把问题简化到了会惹恼许多细胞免疫学家的地步。还有一种做法是围绕细胞分类，陷入让人晕头转向的技术辩论细节。例如，有些资料来源坚称，核心的抗原呈递细胞不是巨噬细胞，而是叫做树突状细胞的一类相关细胞，这种细胞也来源于骨髓，也具有吞噬功能。[3]其他人认为，树突状细胞不是作为区别于巨噬细胞的细胞类型而存在的，他们指出，这两类公认的细胞表面拥有相同的化学标志，并对环境中的化学生长因子以相同的方式作出反应。[4]更重要的是，这两类细胞都能把抗原呈递给淋巴细胞，使之产生适当的抗体，所以无论我们管它们叫巨噬细胞、树突状细胞还是更加含糊的名称，它们都能完成任务。这种分类难题在细胞免疫学一再出现，细胞个体的突变性和机动性不断地挫败僵化的分类系统。一个塞满所吞物质的巨噬细胞跟一个初次进入血流的新鲜出炉的单核细胞全无相似之处。

　　最简单的分类系统是好人和坏蛋——坏蛋就是微生物和对身体构成威胁的其他事物。毫无疑问，巨噬细胞曾经是好人，它吞掉微生物，常常还接着帮助促进抗体的产生，抗体给雷同的微生物入侵者穿上外衣，使之对巨噬细胞而言更加可口。巨噬细胞为守卫身体而扮演的角色多有创意啊——它们是简单的清洁工还是更加密切地介入抗体的产生，至今仍不完全清楚。但在我这个小研究生看来，它们是英雄，总是无所畏惧地挺身而出保卫身体，抗击微生物或其他威胁。它们与产生抗体的淋巴细胞相比也许反应迟钝，却处在保卫身体的前沿阵地。

这是我在新千年前后的想法，当时生物医学文献中一些令人不安的发现浮出了水面。人们从 19 世纪起就知道巨噬细胞在肿瘤部位聚集，魏尔肖等人由此猜测，癌症由炎症导致，意思是白细胞在受伤或感染部位聚集。再乐观点，人们也许想象巨噬细胞正在集结起来向肿瘤发起进攻。然而，原来它们在肿瘤附近逗留，其实是鼓励癌细胞继续猖獗繁殖。它们是站在死亡一边的啦啦队长。生物学家弗朗西斯·鲍克威尔（Frances Balkwill）对识破巨噬细胞的背叛行为做出了贡献，她称该领域的同事对此"感到震惊"。[5]

大体上，医学继续向公众呈现快乐的面孔。自助类图书和网站直接告诫癌症患者，要增强免疫系统以抗击疾病；患者应当吃对的食物，养成据说能够提高免疫力的"积极态度"。还劝说患者最好遵照如下指南，"想象"身体的免疫细胞成功地摧毁了癌细胞：

　　●癌细胞脆弱而糊涂，应当把它想象成碎汉堡包似的能够四散分开的东西。

● 各种白细胞组成一支军队，能够压制癌细胞。

● 白细胞攻击性很强，志在寻找并攻击癌细胞。[6]

　　从哲学角度很难想象人体自身的免疫细胞成了癌症致命计划的同谋，连比自助类图书更值得信赖的专业文章也迟迟不肯接受这个结论。2012 年，杰出的医生兼科普作家杰罗姆·格鲁普曼（Jerome Groopman）在《纽约客》上写了整整一篇文章，论述利用免疫系统抗击癌症的科学努力，却只字不提某些免疫细胞——巨噬细胞——倾向于倒戈站到对立面[7]。1890 年一个年轻女性手部受伤，引发漫长而痛苦的炎症，继而出现致命的转移性肉瘤，格鲁普曼用这个故事开篇，让他的疏漏更显得奇怪了。他在文章中安慰我们——但没有给出解释，肉瘤与"她的原发性损伤无关"。然而，到 2012 年，已经出现了巨噬细胞对造成损伤性肉瘤所起作用的相关报道。[8]同样，2016 年《纽约时报》论述"驾驭免疫系统抗击癌症"的文章也没有提及巨噬细胞的背叛。[9]

　　巨噬细胞与癌症相互勾结的证据与日俱增。巨噬细胞为癌细胞提供化学生长因子，帮助建立肿瘤生长所要求的新血管。它们深度介入癌症的致命发展，可以占到高达50% 的肿瘤体积。癌症若要发展到致命的转移阶段，巨噬细胞也显得十分必要；用杀灭巨噬细胞来治疗患癌的老鼠，肿瘤就停止了转移。[10]

这几十年来，科学家渐渐开始明白了可能导致巨噬细胞和肿瘤细胞集中资源压垮有机体的反常互动。故事的第一部分几乎完全可以用化学术语表达。两个细胞彬彬有礼的相遇从交换化学信号开始，多少有点像两个专业人士交换名片，只不过在细胞这里，交换可能迅速失控。2014年，《癌细胞》（Cancer Cell）杂志上一篇论乳腺癌的文章指出，巨噬细胞释放生长因子，鼓励癌细胞把自身拉长为可移动的侵袭形式，为转移做好准备。这些拉长的癌细胞又释放化学物质，进一步激活巨噬细胞——导致释放更多生长因子，以此类推。正反馈回路建立起来。[11] 换一种更有趣的说法，巨噬细胞和癌细胞似乎让彼此兴奋起来，达到了把癌细胞发射出去的地步，准备从乳房出发，寻找待征服的新地盘——例如肺部、肝脏或大脑。

但严格地从交换化学信号的角度描述细胞互动，就好比企图把人类的求爱描绘成只是信息素相互作用而已。要想更加密切地考察活体内细胞间在发生什么，我们必须求助于显微术这种巧妙的新技术得到的结果，它让人能用肉眼观察存在于活跃肿瘤的不透明环境中的细胞个体。

阿尔伯特·爱因斯坦医学院（Albert Einstein College of Medicine）的约翰·康迪利斯（John Condeelis）实验室开发的某种"活体"显微术表明，来自肿瘤内部的巨噬细胞与癌细胞结对成双，进入癌细胞原本无法渗透的血管。可以说，巨噬细胞握有撬开两个相邻血管细胞并打洞钻孔的公章，癌细胞可以从孔内钻出，去往身体其他部分开辟地盘。[12] 癌细胞急于逃离，因为它们自己的成功繁殖造成了肿瘤内部拥挤得令人窒息的环境，缺氧达到了危险地步。所以，创造癌症转移不是只需要一个坏蛋细胞，而是需要两个——癌细胞，再加上一个正常、健康、欣然乐意帮忙的巨噬细胞。

科普作家必须提防自己对事件的报道过于戏剧化和拟人化，但这里相关的科学家为我解除了后顾之忧。2015 年，康迪利斯实验室两名年轻成员拍了部短片，用动画和微观事件的实况录像表明，巨噬细胞—肿瘤细胞的相互作用导致了乳腺癌转移。短片开头，一名解说员（一名研究生）用预示不祥的口吻大声询问这部影片属于什么题材："恐怖片……动作片……还是战争片"。[13] 美国国家健康研究院（National Institutes of Health）院长在博客中把这部影片比作《碟中谍》（*Mission: Impossible*），他激动得不能自已地写道：

> 我不能剧透太多，只能说它讲述癌细胞逃离乳房
> 肿瘤，向身体其他部分扩散或转移。卑鄙的癌细胞一
> 路上利用胶原纤维，发起险象环生的逃亡，拉拢名叫
> 巨噬细胞的重要免疫细胞入伙充当双重间谍，帮助和
> 支持它们邪恶的扩散。[14]

乳腺癌不是依靠巨噬细胞进入血管进而转移到体内新
病灶的唯一癌症。迄今为止，有证据表明，巨噬细胞也帮
助肺癌、[15] 骨骼癌、胃癌等癌症转移。巨噬细胞对癌症生
长所起的邪恶作用并没有止步于护送肿瘤细胞进入血流。
一到肿瘤细胞决定安家落户的遥远病灶，巨噬细胞就开始
着手于血管生成工作——建立新的血管以滋养肿瘤。[16]（着
手于血管生成工作的是不是引导癌细胞进入血流的同一批
巨噬细胞，至少就我所知尚无定论。）

与癌细胞合谋应当足以取消巨噬细胞的好人资格，但
这不是巨噬细胞唯一的恶作剧。从痤疮到关节炎等许多病
理状况，至少让人烦恼的状况都源自炎症，炎症涉及各种
各样的白细胞，都由巨噬细胞打头阵。举例说明，痤疮被
广泛地归因于细菌感染，包括名叫六氯酚（Phisohex）在内

的杀菌清洁剂生产商做广告称，他们的产品"抗击产生痤疮和粉刺的细菌、污垢和油渍"；[17] 如今，众所周知，在细菌嫌疑犯缺席的情况下也可能出现粉刺和痤疮。[18] 在人类生命周期的晚期，我们发现巨噬细胞参与关节炎和糖尿病，还啃食活的骨骼造成骨质疏松症。

你也许最不希望在通往心脏的血管找到出轨的免疫细胞，多年来人们以为这些血管收窄——可能导致心脏病或中风——是动脉壁脂肪沉积的结果。寻求"心脏健康"的人们听到劝诫，要去除饮食中的饱和脂肪和胆固醇，甚至去除一切瘦肉和脂肪。"动脉粥样硬化（心脏动脉变窄）全在脂肪和油脂，"哈佛医学院心脏病专家、教授彼得·利比（Peter Libby）说，"多数医生把动脉粥样硬化干脆看作管道修理问题。"[19] 接着人们发现，这些动脉中的"坏"胆固醇可能触发炎症，引起中风和心脏病——根据利比的说法，这是"我们身体的防御机制反戈一击"的又一种情况。[20] 炎症意味着巨噬细胞聚积，一篇 2015 年的文章断言，这"对一切阶段的动脉粥样硬化都发挥重要作用"。[21]

这时候，强调炎症是人类疾病的原因（倘若不是**唯一**原因），俨然已经成为一种风尚。2015 年，格鲁普曼在《纽约客》一篇文章（这篇文章对赋予巨噬细胞高于看门人的地位功不可没）中报告称，"医生日益……相信炎症是广泛状况的源头，包括痴呆、抑郁、自闭、儿童多动症甚至衰老。"[22] 从饮食中去掉脂肪和胆固醇已然不够；"抗炎饮食"把加工食品、乳制品和常见的肉类都排除在外。这种饮食可以导致体重下降，体重下降或许是好事，却没有铁证表明它能遏制炎症紊乱，或是做了驯服巨噬细胞行为的其余事宜。[23]

　　为了对付巨噬细胞表面上的不可预测性，一种办法是放弃"巨噬细胞"的分类，假定存在若干子类细胞，都在执行我们交给巨噬细胞的各种事务。据说每类巨噬细胞都有自己的一套遗传指令，并听话地遵照执行。有一阵子大家喜欢把它们分成"M1 巨噬细胞"（负责杀死微生物）和"M2 巨噬细胞"（重点关注伤口愈合），但这种分类不能说明 M2 这个名称"囊括了生物化学和生理学上具有戏剧性差别的细胞"。[24] 如某个受挫的研究团队所言："我们没有数量确定、能够轻松计数的变体，我们有数量无限的极化（活性）巨噬细胞。"[25] 常见的答复是变本加厉地根据功能对巨噬细胞进行分类，如 2008 年一篇文章所主张的：

　　　　我们建议，巨噬细胞更翔实的分类基础应当以保持动态平衡（据称对有机体的健康十分必要的平衡状态）所涉及的巨噬细胞的基本功能为依据。我们提出三种此类功能：宿主防御、伤口愈合和免疫调节。[26]

但是，巨噬细胞对支持癌症或鼓动危及生命的炎症疾病起什么作用呢？这些活动代表哪些"功能"？原来，把肿瘤细胞发射到血流中的巨噬细胞似乎不适合 M1 或 M2 的经典分类[27]，意味着我们应当少关注静态类别，多留心巨噬细胞个体的可变性。虽然听上去很疯狂，但也许它们并不遵从任何类型的"指令"，只做自己想做的事情。

第九章

# 微小的头脑

早在 20 世纪分子生物学家取得胜利之前，整个免疫学就开始密切观察巨噬细胞个体。观察通常是自然学家的任务，他们耐心地蹲在灌木丛中研究（比如）野生动物的习性。实验室科学家更倾向于积极干预，也许要把动物的大脑切碎，研究其生化成分。幸而"细胞生物学之父"兼具自然学者的耐心和实验室研究人员对学问的远大追求。

保罗·德·克鲁夫（Paul de Kruif）在 1926 年所著的《微生物猎手》（*Microbe Hunters*）中，形容才华横溢而倔强执拗的俄罗斯动物学家埃黎耶·梅契尼科夫（Elie Metchnikoff）"活像陀思妥耶夫斯基小说里某个歇斯底里的人物"。[1] 梅契尼科夫在研究叶状软体蜗虫和海绵动物的时候受到了巨噬细胞吸引。巨噬细胞足够引人注目——这些庞大的细胞能够在其他身体细胞间移动——他第一个发现它们还有个更高明的花招：能够把微粒（如微生物）折叠，使之暴露在强大的消化酶中，加以消化。梅契尼科夫把这个过程叫作噬菌作用。问题是巨噬细胞怎么知道要攻击什么，放过什么，哪些细胞或微粒是"正常"的，哪些应当摧毁。梅契尼科夫的答案是，本质上，巨噬细胞享有一切身体细胞中"最高的独立性"，能够自行决定[2]——保护它们认为属于"自己"的细胞，吞噬其他细胞。

这个解释一经提出就遭到与梅契尼科夫同时代的多数人摈弃。哲学家阿尔弗雷德·陶伯写道："噬菌细胞（巨噬细胞）自己主宰命运并协调有机体的自我，我们认为这个概念过于富于活力。"[3] 意思是近于玄妙。微观细胞怎么能做决定？一则它过于微小，当然完全缺乏类似于神经系统的结构。再则至少与单个分子相比，它过于庞大，20世纪的分子生物学家日益喜欢把分子视为体内所发生一切的仲裁者。细胞算老几，它无非是蛋白质、脂类、核酸类和封闭在以脂肪为主的细胞膜内的其他化学物质的集合。2016年，我电话采访阿尔伯托·曼托瓦尼（Alberto Mantovani），他最早参与研究过巨噬细胞对肿瘤发展的作用。我问他怎么看待学界对"细胞制定决策"日益高涨的兴趣，他让我把这半句话复述一遍，然后哈哈大笑。

但事实如此：在梅契尼科夫的观点由于犯了"生机论"的科学罪过遭到摈弃后过了一个多世纪，这个禁用短语渐渐受到了尊重。我说"一个多世纪"，是因为我没能找到它首次出现在科学文献中的时间。到 2005 年，"细胞制定决策"这个术语——不加引号——出现在多篇文章的标题中；五年后它成了国际会议的题目。我不知道曼托瓦尼怎么会没听说过这个概念，我也太过礼貌，没有问个究竟。但是我要承认，连我也觉得这个观点依旧带有一丝异想天开的味道。

　　细胞制定决策的官方解释是，"在不存在相关的基因或环境差别的情况下，细胞肩负起各不相同、具有重要功能的可遗传命运的过程"。[4]一种翻译是"我们不理解也无法预测的过程"。对于可移动的细胞如巨噬细胞和阿米巴，最常见的决策是接下来去哪里，对此我们人类只能大致做个归纳——比如它们会去寻找可食用或具有吸引力的物质。但这只是个宽泛笼统的观察。活体显微术等新技术让追踪细胞个体在活体组织中的行为成为可能，由此获取的图像揭示了细胞千差万别的丰富个性。你若想计算细胞样本群总体的移动平均值，那么，事实是多数细胞自行其是，走在远离平均值的路上。[5]肿瘤内的癌细胞表现出"极端的多样性"。[6]NK，即"自然杀伤"细胞，像巨噬细胞一样攻击微生物等目标，却并不总是奋勇厮杀。2013 年一篇文章报告称，约半数 NK 细胞在厮杀中作壁上观，剩下少数细胞成为人类观察者所谓的"连环杀手"。[7]另一种免疫细胞，受到 HIV 病毒*攻击的 T 细胞即 T 淋巴细胞，尤其让观察者沮丧，因为它们到处移动：

> 周而复始地接连猛冲，一再团成球又伸展开。这个周期似乎受内在节奏驱动，每次持续约 2 分钟……T 细胞每次"猛冲"都朝着相当一致的方向前进，甚至几个周期朝着一致的方向前进。但每次暂停后，细胞极有可能会去往另一个方向。[8]

某个事物不完全可预测，并不意味着它无法解释。科学家提出了"随机噪声"作为细胞运动的一种解释，意思是细胞受到其他细胞（或细胞外液中的微粒）的随机推搡。在一切液体或气体中，分子的运动速度都由温度决定。有时它们相互碰撞，向新的方向反弹，可以造成自主运动的印象。另一种解释是，有些微粒或分子与细胞的碰撞不完全是"随机"的，因为它们含有编码成化学信号的信息。举例说明，巨噬细胞和其他免疫细胞用名为细胞因子的小蛋白质召唤同类前往炎症部位帮忙。所以，笃定的决定论

---

\* 人类免疫缺陷病毒。

者也许会说，细胞不是"决定"做什么事，而是听从吩咐做什么事。

但是，受到随机推搡，也许同时还收到明白易懂的信号，这种体验对我们这种号称唯一拥有"自由意志"的生物也很常见。走在人行道上，我也许貌似随机地与其他路人碰撞，导致我走向靠近或远离马路牙子的地方。同时，我也许收到手机短信广告，劝我赶快或不要忘了选购一些水果蔬菜。我必须在头脑中处理这些数据输入——拥挤的人行道、购物清单，然后才能决定走路的最佳方向和速度。也许还有额外的因素让我改变走路方式。举例说明，我若想避开人群，也许会突然加快脚步，闪身转过街角。人在繁忙的马路上穿行与单个细胞的差别当然大得不可思议。细胞是细胞；人由数以万亿计的细胞组成——足足可以投入数万亿细胞从环境中收集和分析信息。但每时每刻，单个细胞和我们称之为人的细胞集合体都在做同一件事：处理输入的数据，做出决策。

我从自己浅尝辄止的观鸟体验中学到了非人类决策的重要一课。我在佛罗里达礁岛群（Florida Keys）的海湾一侧暂居期间，迷上了朱鹭的群体行为。日落时，它们飞向附近的红树林岛屿栖息过夜；有时日出前后，它们再次飞向觅食地。我猜测这两件事都是受阳光的角度和强度驱动，也许由鸟群的几只领头鸟或中央委员会决定。否则，鸟儿怎么知道该做什么呢？但进一步观察发现，这些鸟儿早晨起飞时，可能多达 100 只鸟统一行动，也可能杂乱无章，全无秩序，只是几只鸟或一小群鸟稍微错开时间先后起飞。我向一位动物行为学家——康奈尔的一个老朋友——请教，它们的行为受什么控制。他没有排除太阳的作用或朱鹭中间可能存在领头鸟，但是他指出，早晨存在大量推搡拥挤现象。换句话说，在我找寻的决定论的意义上，它们不受"控制"，没有开关按钮告诉鸟儿要待着不动或起飞觅食。我无意中发现了与墨菲定律相关的所谓的哈佛动物行为法则："你尽可以设计出漂亮的实验，细心周到地控制变量，动物他妈的却要为所欲为。"[9]

我拥有细胞生物学博士学位，却从未设想过类似朱鹭这种名副其实的"愚蠢"（bird-brained）生物能够单独或者共同做出决定，恰如我从未设想过细胞个体的行动不完全由细胞的环境或基因决定。可是，比鸟脑小得多的生物实体却号称能够"做决策"。2007 年，一个德国团队发现了果蝇的（他们称之为）"自由意志"，偏偏是果蝇。把果蝇捆起来，用胶水粘在一只纯白色的鼓的内侧，这只鼓全无感官提示，使之动弹不得。备受折磨的果蝇拼命扇动翅膀，在此期间人们记录它们的运动，并展开各种各样的数学分析。得出的结论是，果蝇的运动不符合数学定义的随机性，它们是自发运动，出自这些昆虫自身。[10] 果蝇为什么会出现非随机但完全不可预测的运动模式？根据团队领袖比约恩·布伦布斯（Bjorn Brembs）的说法，不可预测性能够赋予生存优势：生物类型设计得越"确切"——比如受惊时总是向右移动——就越容易受到食肉动物攻击。

　　布伦布斯称，一名神经学家同行提出的批评意见是，果蝇"太小"，做不了决策，更别提"自由意志"这么高贵的事情。但果蝇绝非表现出自主行为的最微小的生命碎片或近似生命的物质。生物学家所共知的例子或许是 λ 噬菌体，一种捕食我们肠道内的老住户大肠杆菌的病毒。一个病毒是一串或两个核酸，通常为 DNA，包裹蛋白质外衣，只能用电子显微镜才能看见，但是噬菌体在发展过程中要做出一个关键选择：其中一个噬菌体突入大肠杆菌细胞时，要么以休眠状态留在那里，在细胞分裂时被动地复制核酸，要么立即**溶解**细胞——把它劈开，释放成群的后代侵入其他大肠杆菌。大量写满微分方程的论文努力预测噬菌体与大肠杆菌相遇后会往哪边去，结论是，结果似乎取决于单个噬菌体的决策。[11]

我们拾级而下——从细胞到分子，从分子再到原子和亚原子粒子——自发程度只会增加，直到我们抵达在量子层面举行的狂野舞会。量子物理学表明，亚原子粒子的行为天生不可预测。举例说明，让电子束穿过两条狭缝，每个电子都要"选择"进入哪个狭缝。就原子或亚原子粒子而言，不可能同时知道它在哪里和它运行速度多快。如知名物理学家弗里曼·戴森（Freeman Dyson）所言，"原子跳来跳去，存在一定的自由，它们似乎在没有外界输入的情况下完全自行选择，所以在一定意义上，原子拥有自由意志。"[12]

这些说法伴随着隐含的免责声明：没有人暗示细胞、病毒或亚原子粒子拥有意识、欲望或个性。它们拥有的是**作用力，**即发起行动的能力。如果连这种说法也显得很冒失，那是因为习惯上我们不认为作用力是除人类、上帝或某些大型"魅力"动物如大象或鲸鱼以外任何事物的属性。我效仿杰西卡·里斯金（Jessica Riskin）在宽宏大量的哲学意义上使用"魅力"这个词，她在杰作《不眠之钟》（*The Restless Clock*）中用这个词来形容"某种酷似意识，但更为基础、初步的事物，一种原始、必要的品质。事物不可能在没有作用力的条件下具有意识，却可以在无意识的条件下具有作用力"。[13] 她接着写道，作用力只是"在世界上行动，以既非注定又非随机的方式做事的内在能力"。[14] 我们在口语中经常把作用力赋予我们明知道不具有意识甚至无生命的事物，比如"这辆车就是不肯动"，完全清楚车不会"肯"做任何事情。里斯金的观点是，科学的使命——17 世纪中叶出现的决定论科学一直在从自然界去除最后残余的作用力。我们获知，闪电是放电现象，不是天神表示愤怒。阿米巴到处移动，不是因为它"想"动，而是因为它受到环境中化学成分的驱动。跟一个受过科学训练的人说某种事物不可预测，她会尽力找到方法预测和控制它。但作用力不是集中于人类、神或可爱的动物。它散布在宇宙中，直至我们可能想象的最微小的事物。

　　科学对里斯金的论点给出了答案。根据认知科学的最新研究结果，人类生来具有看见作用力的倾向，无论这种作用力是神还是精灵，因为这么做曾经具有生存优势。高高的草丛中每次有动静，都意味着一头豹子——某种可能造成危害的生命——正在逼近，准备发起攻击，史前人类或原始人这样想象是明智的做法。如果你认定草丛中藏着一头豹子，就可以逃之夭夭，即使判断错误也没有损失，也许只是虚惊一场而已。但如果你认定只是一阵风吹过，结果却是一头豹子，你就成了豹子的午餐。所以，我们的大脑经过进化以后，偏向于选择较为可怕的可能性，望风而逃。我们成了认知科学家所谓的"极度活跃的作用力检测装置"：我们看到云团中现出脸庞，听到雷声发出谴责，感到身边存在灵性事物，其实什么也没有。这成了反对宗教的科学争论的关键部分，有一本探讨这个主题的书颇为知名，书名叫《为何有人信上帝》（*Why Would Anyone Believe in God?*）。

如果说从想象中的豹子跳到一神论的神祇似乎显得相当突兀，或许是因为认知科学家的思维跳跃得太快了。问题不在于其实**没有**那么多豹子，而是在原始人和早期人类栖居的世界，常有豹子出没。我们的许多祖先极有可能完全清楚自己犯了过于谨慎的错，却照犯不误，这个选择我们可以理解。今天，我们比较难以理解的是，在我们继续进化的星球上，密布着其他"主体"——形形色色的兽都能挥舞爪子，扬起鱼鳍，在分秒之间肆意摧毁我们。当我们忆起在人类能够自己狩猎之前，似乎全靠非人类的食肉动物留下的骨肉残渣为生，那么，从受到怀疑的食肉动物跳到早期人类所相信的道德上模棱两可的"精灵"，这个假设的转变就更容易理解了。就是说，食肉动物也是衣食父母，多少有点像日后出现的神。

换句话说，科学论点是，把作用力归于自然界是个错误，尽管在进化意义上是个有用的错误。但是我认为恰恰相反，自然归根结底是被动的惰性机制，这种观点才是个错误，也许是人类犯下的最大错误。卡罗琳·麦茜特（Carolyn Merchant）所谓的"自然之死"把自然界从友善（往往也很可怕）之地变成了要加以利用的资源。[15]20世纪的生物学家打定主意要把生物学降格为化学，倾向于干脆跳过细胞水平的生命；分子远比活细胞容易对付和可预测。但如此一来，生物学就产生了一些悖论和谜题，比如免疫细胞支持癌症或激起自身免疫疾病的问题。透过还原论科学的镜头，连生命本身也成了一道谜题，只有把它视为一连串复杂得不可思议的分子事件才能解开。今天我们倾向于把"谜题"身份赋予该像生命一样亲切熟悉的事物，也就是意识。

这里若是可以得到一条教训，必然跟谦卑有关。我们虽然自诩聪明而"复杂"，却不是自身命运或其他事物的唯一设计者。你可以勤于锻炼，吃医学上时髦的食物，却照样因为惹了蜜蜂受到叮咬死去。你可以是身材颀长、气色红润的健康典范，你体内的巨噬细胞照样可以决定伙同新发肿瘤奔赴它的命运。梅契尼科夫和后世生物学家都懂得这一点。他摈弃了传统而绵延不绝的和谐完整的主题，认为生物学以**体内**冲突为基础，由身体自己的细胞发起，它们争夺空间、食物和氧气。我们可以对这些冲突的结果施加影响——通过个人习惯，最终也许通过劝导免疫细胞恪尽职守的医疗技术——却无法控制它。我们肯定不能未雨绸缪阻止不可避免的结果，也就是死亡。

第十章

# 成功老龄化

让身体保持健康、修长和受控状态的压力，并未随着进入老年而停止——实际上反倒变得更加连绵不绝。朋友、家人和医生纷纷督促老年人上健身房，"吃得健康"，至少每天要走一走。你也许幻想在承受了几十年的压力，对体力劳动者而言是几十年出力流汗之后，等着你的是一张躺椅或吊床。可是没有，未来的你很有可能要踩着跑步机，拉着高拉训练机，至少如果你有能力负担使用这些设备的费用。一本霸道的自助类图书向老年人发号施令：

> 余生要每周锻炼六天。很抱歉，就是这样。没商量。不可能让步。没有借口。六天，认真锻炼，至死方休。[1]

这套严苛的养生法的理由是："一过 50 岁，锻炼就不再是备选项。你要么锻炼，要么老去。"你也许从领薪水的岗位上退了休，却得到一份新差事：上健身房。"就当是一份伟大的工作吧，名副其实。"[2]

如今，健身会员增长最快的是55岁以上的人群。像"银发运动鞋"（Silver Sneakers）连锁店等少数健身机构专门瞄准老年人，有时候竟然劝阻年轻人加入——理由是老年人不想受到肌肉发达的健身男女的威吓。仿佛白发苍苍的健身人士的存在本身不足以让年轻人退避三舍似的，有些健身房不提供免费哑铃，一半因为据说哑铃落地的声音让老年人心烦，一半因为老年人更有可能使用运动器材，他们也许认为哑铃是对自己的谴责。在我光顾的混合年龄健身房，会员向50岁以上的人群倾斜，"锻炼不再是个备选项"。更执着的人也许只把健身房当作健康养生的一部分；他们早上跑步或骑自行车几英里到达健身房。58岁的白领工人马克上班前早上6点钟锻炼一次，下班后再锻炼一次。他的目标是什么呢？"活下去。"而活下去的代价是无止境的辛苦劳碌。

我们常常说起1997年以122岁高龄去世的法国妇女让娜·路易丝·卡尔梅特（Jeanne Louise Calment）——已经证实拥有最长的人类寿命，人们把她视为健康老去的典范。[3]卡尔梅特一辈子没上过班，但可以说她"得到了锻炼"。丈夫还活着时，她和有钱的丈夫喜欢打网球、游泳、击剑、狩猎和登山。她85岁时开始练击剑，到111岁住进养老院，每天早晨都从在轮椅上做操拉开一天的序幕。想要寻求饮食建议的人们会大失所望：她爱吃牛肉、油炸食品、巧克力和重糖重油的蛋糕。按照今天的标准让人不可思议的是，她还抽烟，有时抽雪茄，不过，禁烟宣传家获悉她最后几年承受着持久的咳嗽，应当感到释怀。

这就是"成功老龄化"，除了它要求巨大的时间投资，与根本没有老去几乎无法区别。人类学家萨拉·兰姆（Sarah Lamb）与人合著了一本书探讨这个主题[4]，把提出成功老龄化概念的时间确定为 20 世纪 80 年代，地点是整个西方世界，也叫"积极老龄化""健康老龄化""生产性老龄化""生机勃勃老龄化""反对老龄化"和"体面地老龄化"等名称。[5]兰姆报告称：

> 世界卫生组织在 2012 年世界健康日致力于健康老龄化，欧盟把 2012 年定为欧洲积极老龄化年。[6]在北美和西欧，"健康老龄化""积极老龄化"和"成功老龄化"等中心比比皆是。探讨这个题目的流行文化和自助类书籍层出不穷。[7]

如今可在亚马逊网站买到的相关图书有：《成功和健康老龄化：101 个感觉年轻和活得长久的最佳办法》

（*Successful and Healthy Aging: 101 Best Ways to Feel Younger and Live Longer*）、《活得长死得快：真正健康成功老龄化指南》（*Live Long, Die Short: A Guide to Authentic Health and Successful Aging*）、《不要温顺：婴儿潮和一切世代的成功老龄化》（*Do Not Go Gentle: Successful Aging for Baby Boomers and All Generations*）、《逆生长：每天30分钟逆转衰老，年轻10岁》（*Aging Backwards: Reverse the Aging Process and Look 10 Years Younger in 30 Minutes a Day*），当然还有《健康老去傻瓜书》（*Healthy Aging for Dummies*）。核心主题是，衰老本身是反常和不可接受的。《明年更年轻》（*Younger Next Year*）的医生合著者在副标题"正常老去不正常"下写道：

> 看着科学，我越看越清楚，此类疾病和恶化（心脏病、中风、常见的癌症、糖尿病、多数摔伤、骨折）**不是**步入老年的正常组成部分。它们是骇人听闻的事件。[8]

谁为这些骇人听闻的事件负责？嗯，我们各人为自己负责。成功老龄化方面的图书都主张，只要愿意服从于必要的自律，人人皆可过上健康长寿的生活。由你、由你本人决定，不用担心你前半辈子留下了什么伤疤——由于过度运动、遗传缺陷或贫穷。对影响老年人健康的物质因素也没有给予多少关切，比如个人财富、交通的便利性和社会支持等。除了健身教练或成功老龄化大师以外，剩下的要靠自己。

可惜大师们的指导众说纷纭，也很难遵守。在饮食阵线，给老年人的建议不比给成年人的笼统的饮食忠告更加明确。该遵循复古饮食，还是富含复合化合物的饮食？该去掉不是来源于牛油果或橄榄的一切脂肪吗？我们到处听到要遵守"地中海饮食"的忠告，但是包括希腊三明治和意大利特色菜吗？也许我们该干脆什么也不吃。无数研究表明，限制热量或间歇性禁食可以延长老鼠等动物的寿命，但它对人类的效果的辩论仍在继续，[9] 不过，我们多数人觉得忍饥挨饿的人生不值得拥有。如果说我找到一条普遍规律，那就是自我剥夺：你爱吃的东西——由于含脂肪、含糖或是属于甜食——现在为了成功老龄化的缘故，可能都该丢到一边。

说到运动，这里我们也找不到确切的指导。有些出处，如上文引述的图书，规定了大致的运动量，比如每周 6 天，每次 45 分钟左右，并把这段时间在心血管运动和肌肉训练之间做了分配。但总体上盛行的是令人不安的含糊其词。我们常常只听到督促"活跃起来"或"动起来",理由是就连最小的运动也能延长寿命。"就算你四分钟跑不了一英里,也要坚持跑步。如果不能跑步,就走路——但是不要停下来。"[10] 对于久坐者,在凳子上活动一下也有帮助,还可以把车停在离目的地隔着一个街区的地方。一名中年妇女报告称,"我一直疯狂活跃,因为只要有片刻放松,我就为自己无所事事地坐着感到内疚。"[11] 无所事事就等于老化;必须靠不断活动来赢得健康长寿。连帕金森病的震颤也能从乐观角度解读为一种赋予健康的运动,它们毕竟燃烧了卡路里。唯一不该做的就是闲坐度日,比如读一本探讨健康老龄化的书。

老龄化也具有光明面,比如抱负、好胜心和欲望降低了。贝蒂·弗里丹(Betty Friedan)七十多岁时把关注点从性别转向了老龄化,写了一本《老龄化的源泉》(*The Fountain of Aging*)。她告诉采访人员,随着步入老年,人们"越来越成为真实的自己。不再在乎别人怎么看自己,'我会不会出洋相?' 呃,不再攀比"。[12] 另一位知名女性主义者、澳大利亚裔的英国妇女林恩·西格尔(Lynne Segal)发现,艺术家晚年常常创作出佳作,她给自己内容翔实而持论公允的著作起名为《过时：老去的愉悦和危险》（*Out of Time: The Pleasures and Perils of Ageing*）。我可以根据自己的经验补充一点，步入老年还伴随着令人耳目一新的拒绝，拒绝努力奋斗，拒绝承担各种可能的义务，拒绝抓住送上门来的机会。

但是连最光彩照人的老年人也终于渐渐认识到，老去首先是失能的累积，失能往往早在有资格享受医保或收到第一张社保支票前就开始了。视力下降通常在四十多岁开始，于是有了戴老花镜的必要。绝经发生在女性五十岁出头，随之骨质开始疏松。膝盖和腰背疼痛在四十和五十多岁出现，使"成功老龄化"所要求的移动能力受到连累。我们老年人在健身房里互相喃喃地诉说，"糟心事接二连三"，这些事情大多司空见惯，乏味无聊，连闲聊都不配。美国人口调查局（U.S. Census Bureau）报告称，近40%的65岁以上老人至少承受一种失能，三分之二的老人说自己走路或爬坡困难。[13]可是我们迎难而上，虽然偶尔对关节炎或肌肉撕裂做出妥协，却总是意识到，中断努力（比如）两周以上就可能导致灾难性的崩溃。"不是因为你老了，才变得不活跃，"我们听到耳提面命，"而是你老了，因为你变得不活跃。"

如果我们能够想象在不失能的情况下存活，永生这个目标无疑会更加诱人，但是除了硅谷的亿万富翁所代表的凤毛麟角以外，几乎没人稀罕让看护喂饭和"帮忙如厕"，把寿命延长到下一次生化突破。再平和一点，"成功老龄化"的目标常常被描述为把"疾病压缩"在余生最后几年。换句话说，也就是健康、活跃的生命之后快速堕入死亡。后一个目标也许有助于解释近年来兴起的"极端"和危险运动，至少在负担得起滑雪胜地、滑雪板或尼泊尔旅行的有钱人中间很流行。穷人受到生活方式不健康的诟病，富人因为登上珠穆朗玛峰而收获掌声，攀登珠峰的死亡率为 6.5%[14]，至少要花费约 100000 美元，还不算设备或机票钱——健身狂人会欣喜地获悉，如今登山者可以得到无麸质素食。[15]

但是，倘若没有雪崩和高原病的干预，健康活跃的生活继以迅速死亡这个目标也许根本不可兼得。对许多人来说，真正可怕的可能性是，我们为保持健康采取各种小措施——自我剥夺和勉为其难——只会让我们带着伤残和失能，含羞蒙垢活得更久。《纽约时报》某专栏作家评论道："我们为延长寿命付出的代价是晚年的高失能率。"[16]这件事没有万全之策。

虽然没有万全之策，承诺却铺天盖地，"明年更年轻"远远算不上最过分。护肤品曾经满足于"抗衰老"，如今越来越多地号称"逆龄"。健康教练和相关网站告诉我们，外表年轻是"自我感觉良好"的组成部分，而"自我感觉良好"被认为对身心健康至关重要，无论真实年龄是多少。在身心健康的套餐中添加美丽——至少添加年轻的幻觉，这个功劳应当算在以演员格温妮丝·帕特罗为首的"名人身心健康"新型企业家身上，她的数字公司古普（Goop）自2008年起就在分销美丽、健康、食谱和购物的诀窍。演员布莱克·莱弗利（Blake Lively）于2013年成立了"生活方式公司"，倡导"过独一无二、刻意包装的生活"，包括家居装饰的妙点子。[17]

基本假设是，顾客手边有大量时间和金钱花在60美元的"科珀（Copper）专利技术焕肤枕头"或5000美元的"射频"紧肤护理还有别的事情上。你如果有钱购买这些器械和干预，想必就能花钱走捷径，用不着费力地用"明年更年轻"的方法步入老年，而是走上一条安逸享乐的道路，注重娇养呵护而不是迎接挑战。领一时风骚的名人身心健康创业家阿曼达·培根（Amanda Bacon）之所以成名，凭借的只是她的"月亮果汁"（Moon Juice）身心健康产品。

她不提供运动养生法，而是提供药膏和饮品系列产品，里面富含培根本人喜欢消费的各种异域风情的昂贵成分："何首乌、银针茶、珍珠、灵芝、冬虫夏草、五味子散、蜂花粉和白桦茸。"这里的主题是自我滋养，像这些消费品的成本所反映的那样，外加投入"刻意包装"和获取这种包装的时间。《纽约时报》记者莫莉·扬（Molly Young）评论道：

> 古普（和"月亮果汁"等品牌）售卖的是一种观念：一个人每天花几小时专注于细微的情绪波动、食品选择、美容仪式、健身习惯、沐浴流程和睡眠作息，不仅情有可原，而且物有所值。他们售卖的是自我沉溺这种终极的奢侈品。[18]

这些名人背书的身心健康术并不是以证据为依据，这一点不足为奇，当然也许有些大规模双盲随机研究是我不曾知晓的，比如服用珍珠的保健效果等。不过，还有些免于流汗的被动身心健康术号称具有较强的科学可信度，比如"触摸疗法"。已知人类的婴儿和（可能）许多其他哺乳动物的幼崽只有得到拥抱和触摸，才会茁壮成长。由此推断，部分身心健康提供者猜测，现代社会连成年人也蒙受"触摸剥夺"——尤其是老年人，他们可能丧偶或者对配偶失去兴趣，仅仅因为年迈而沦为单身状态。

幸而触摸很容易用按摩或"治疗性触摸"疗法加以商品化，可以由疗养院、医院和老人护理中心提供。一家辅助生活中心激动地告诉我们，触摸可以降低血压和葡萄糖，增加警觉性，全身拥抱则可以"增强免疫系统，缓减疼痛和抑郁，改善情绪，减少压力，降低心率，或许还能预防帕金森病"。[19] 拥抱可以由护理提供方施行，也可以向新兴的"拥抱业"购买，这个行业明码实价提供与性无关的拥抱。[20]

## 炎症发作

在 20 世纪，医学渐渐认为，衰老是一种与正常生命周期的阶段相对立的疾病。女性习惯了把自己从青春期到绝经期的生命"医疗化"，怀孕和分娩是紧急事件，要求密切的医疗监测，往往要求医疗干预。但是，既然没有治愈衰老的手段，老人在很大程度上只好自行其是，一度意味着食用富含酒精和可卡因的滋补品和丹药，它们至少短时间内可能效果显著。直到 20 世纪六七十年代，一名研究人员才提出了亚细胞层面的衰老理论，当年还原论生物学认为亚细胞是唯一有趣的层面。这就是"端粒学说"：细胞每分裂一次，它的染色体尖端（端粒）都变短一些，直至短得无法继续分裂。

这个学说存在一些问题——许多类型的细胞，如心肌细胞和神经元，并不繁殖或不经常繁殖，但它们不知何故也会衰老。不过它也给或许可能延长或加固端粒的毒品提供了诱人的商业机会，尽管它们的药用前景尚未实现。衰老过程中一大群其他化学主体得到了识别，它们各自都出现了相对应的骗人疗法。20世纪八九十年代，自由基是公认的罪魁祸首，引发了服用维生素 E 和硒等抗氧化剂的短暂风尚——结果却没有效果。细胞的健康要求甲基化作用，即给蛋白质或核酸添加甲基组，人们认为维生素 B 如叶酸等能够促进甲基化。但维生素 B 的抗衰老效果顶多只能说不过尔尔。[21] 有人提出，分子的 DNA 可能发生变异，导致细胞内的损伤积累，对此没有已知的治疗办法。

这些假设的衰老化学路径都发生在单个细胞内，全都暗示某种可能让人联想到衰老的深刻趋势——腐败和熵。常用的类比是某种使机器，至少使活动的零件无法运转的"损耗"，只不过细胞不是机器，细胞的活动零件是无休止地毁灭和更新的分子或分子群。细胞的基本化学成分蛋白质不断地因细胞内的消化酶而四分五裂，由新创建的蛋白质取代。细胞新陈代谢中有些关键蛋白质玩家只有短短几分钟的半衰期，意思是有大量机会出错及纠正错误。但是随着时间推移和年龄老迈，错误不断积累，直至细胞的完整性受到损害。这时候，事情就变得有趣了。

　　受损细胞吸引免疫细胞，更准确地说，受损细胞发出化学信号吸引免疫细胞，免疫细胞接着吞噬生病的细胞。有些免疫细胞吃得狼藉，身后留下残渣碎屑，这些东西又引来更多免疫细胞。巨噬细胞尤其受到受损细胞吸引；实际上，它们在体内的主要"功能"除了抗击微生物，就是去除受损细胞。因此，细胞损伤部位就成了炎症部位，巨噬细胞在这里堆积并引来更多巨噬细胞分享盛宴。炎症若是由微生物引发，当然可以挽救生命，但若是瞄准身体自己的细胞或受损细胞，则无论怎样循序渐进都可能导致死亡。

　　2000 年，意大利免疫学家克劳迪奥·弗兰切斯基（Claudio Franceschi）提议旧词新用，用"炎症发作"来描述整个有机体的衰老过程。衰老绝不是源自细胞个体的简单的衰败过程，而是要积极动员巨噬细胞处理细胞损伤的增生部位。今天，弗兰切斯基的理论得到了广泛接受，人们把炎症发作阴森不详地描述为"长期酝酿的氧化和炎症压力"。[22] 衰老的标志性紊乱——如动脉粥样硬化、关节炎、阿尔兹海默症、糖尿病和骨质疏松症——都是炎症性疾病，具有巨噬细胞局部积累的特征。以动脉粥样硬化为例，巨噬细胞在通往心脏的动脉安营扎寨，狼吞虎咽地吞噬脂类物质，直到动脉终于阻塞。在 II 型糖尿病中，巨噬细胞在胰腺聚集，摧毁产生胰岛素的细胞。骨质疏松症是激活存在于骨骼内、杀死正常骨细胞的名叫破骨细胞的巨噬细胞。人们起初认为，与阿尔兹海默症相关的炎症是巨噬细胞企图控制阻塞阿尔兹海默症患者大脑的 β - 淀粉样斑块，但最近的研究表明，巨噬细胞可能竟然由斑块激活，并且竟然驱动疾病发展。[23]

这些不是"变性"病，也不只是"错误"和蛛网的日积月累。它们是免疫系统向身体本身发起的活跃的、貌似目的明确的攻击。怎么会这样？也许这样问更好：怎么才能不要这样？老人继续活着不是进化的结果，因为老人已不再繁衍——除非有人故意抬杠说，祖父母为延长子孙后代的生命发挥作用。在达尔文主义的意义上，尽早除掉老人，免得他们可能用光本该属于年轻人的更多资源，也许反而更好。这样一来，可以说老年疾病几乎具有利他性。

如同程序化的细胞死去、凋亡，身体把受损细胞清理干净，老年疾病也把生物学上杂乱无用的老年人清理掉——只是清理得不太干净。这个视角在某个时候也许格外有吸引力，比如现在，探讨衰老的主导性语篇着眼于大规模人口老龄化对经济的危害。如果没有炎症性疾病做这件事，也许必须采用安乐死。

虽然老年疾病归根到底可能是一种善举——至少从社会或经济角度——但老年人自己的切身体验却是遭到了背叛。菲利普·罗斯（Philip Roth）晚年创作了小说《凡人》（*Everyman*），如同他多数小说的主角，主人公本质上像罗斯本人一样痴迷性事，却必须面对身体退化的现实。他年逾古稀，退了休，对家人冷淡疏远，却照样挑逗至少比他年轻半个世纪的女人。但主要是他在衰老——承受着阴茎越来越不可靠和动脉粥样硬化的折磨，每年都得做心脏手术。故事的背景在候诊室和医院之间变换，越来越压抑恐怖，然后又回到故事开头的坟墓和一次家庭葬礼上，也是他本人的肉体最终安息的地方。罗斯不大可能懂得炎症或动脉粥样硬化的细胞原理，但他精辟地总结了这种生物状况，他写道："老年不是一场战斗，而是一场屠杀。"[24]

不管免疫细胞在年轻人身上可能做哪些好事，比如抗击微生物感染，它们的任务——或许应该说它们在老年人身上的效果——是摧毁有机体。它们为什么这么做，这个问题也许可以简化为一个幼稚的问题：免疫细胞是"好人"还是"坏蛋"？朋友还是敌人？科学家大多嘀咕几句"自相矛盾"的作用或"双刃剑"，对这个问题避而不答。巨噬细胞能够拯救生命，也能助长致命的肿瘤。中性白细胞属于最早抵达感染部位的免疫细胞，能够杀死侵入者，也能够开启螺旋上升发展为慢性炎症的过程。科学家有时转而依靠"善"或"恶"的道德判断用语。例如，一名写过几篇炎症相关论文的研究人员试图为中性白细胞的罪责开脱，把它们偶尔的肆意妄为归咎于它们接触到了其他类型的细胞，通常是其他免疫细胞：

> 中性白细胞在特定炎症情况下或许经常像个"坏蛋"，这往往是因为它们受到了周边细胞所释放的其他分子的影响。若无这种影响，中性白细胞的主要目标是解决炎症，因此它们总体上是炎症过程的"好人"。[25]

确定免疫系统或其内部各种细胞类型是有罪还是无辜，要经过漫长的检验。就巨噬细胞而言，它们对有机体健康的促进作用众所周知：它们有助于把胚胎造就成人类的胎儿；它们保护身体抵抗微生物入侵；它们参加抗原呈递过程；它们让身体摆脱死亡和受损细胞。在破坏的一面，它们鼓励肿瘤生长和扩散；它们发动炎症的灾难；它们是造成自身免疫疾病的直接杀手。假如我是参与审判巨噬细胞的检察官，也许会用自身免疫疾病做总结陈词，可能不能证明巨噬细胞存在主观恶意，但过失杀人的罪名完全成立。巨噬细胞可能为自己辩护，认为无论造成怎样的有害后果，它们只是在做分内之事——例如清除受损细胞。对此检方也许反驳说，巨噬细胞有足够的判断力可以确定哪些细胞受损到了理应死亡的地步，也许连当初的损伤也是它们造成的。

　　阿尔弗雷德·陶伯早先在他论免疫学的历史和哲学的大部头著作《免疫自我：理论或比喻》(*The Immune Self: Theory or Metaphor*)中写道："免疫自我渐渐被视为近似于生命体。"[26] 他用被动语态掩饰了**谁**这样看待"免疫自我"——是他本人还是总体的免疫学家？更大的问题是，说身体的某个或某些部分充当起了"生命体"，这是什么意思？毫无疑问，免疫系统的细胞时刻都在通信，它们有能力开展相当戏剧性的合作。例如，如果巨噬细胞需要增加杀伤细胞的消化酶的供应，只要吞掉一个中性粒细胞，把它储存的酶补充到自己身上即可。所以，免疫系统似乎具有"系统"的资格，但它是否拥有我们期待"生命体"具备的自主性？如果这样，我们也许应当把神经系统也叫作某种生命体，因为它有能力自行谋划和执行有机体的死亡——采取枪击或服毒自杀的手段。

但免疫系统是个什么样的生命体？它是个次要的影子"自己"吗，假设"自己"这个词尚未因其比喻用法而沦为毫无意义的概念？我能想到的最好比方是，它是个共生体——与我们属于共生关系，有时救我们的命，有时置我们于死地。我们只能有把握地说，它的议程跟我们并不总是吻合，有机体内似乎未设指挥控制中心，以便可靠地让这些议程和谐相融。诚然，有很多小手段——制约与平衡，反炎症与亲炎症的化学信号——但是，没有最终拍板的一方。

免疫系统发动炎症袭击的危险很容易导向不可收拾的致命后果。由巨噬细胞组成的斑块能够突然阻塞冠状动脉。阿尔兹海默症是大脑的炎症性疾病，它能够切断控制呼吸的神经回路。在发生炎症的地方，身体细胞受到损伤，损伤把更多炎症细胞引诱到病灶处。随着年龄增长，巨噬细胞吞噬和抵御微生物入侵的速度变慢，效果变差。但也许效果是它们比年轻时吃得更加狼藉，容易无意间召来更多巨噬细胞作后援。长期"酝酿"的炎症很容易愈演愈烈，不可收拾。

我们都知道这一切怎么了结，只是多数时候不愿去想罢了。有机体死亡时，心跳和呼吸停止，发出死亡信号，但不是全部身体细胞一齐死亡，而是许多细胞在几秒或几小时内陆续生病。它们的线粒体膨胀，失活蛋白质得不到替换，细胞膜开始渗漏。不完全依赖血流提供养分的巨噬细胞等吞噬细胞可能持续稍长时间，也许短暂地纵情狂欢，四处奔走，吞噬受损细胞，但它们也很快由于血液循环中缺氧而死亡。内脏的细菌——合称微生物群——想办法穿过渗漏的细胞膜，到达身体其他部位，开启腐烂过程。接着虫豸来了，包括甲壳虫、苍蝇，也许邻近地区还有蝴蝶。蛆是分解的标志；莎士比亚议论道，"我们喂肥了自己给蛆虫受用"，连国王也终将沦为蛆虫的盘中餐，让他觉得好笑。也许幸运的是，尸体在某个地方遭到大型食腐动物啃食——乌鸦、秃鹰、老鼠、土狼、豺狼和狗——至少它们的本职是清理烂摊子。对于《伊利亚特》(Iliad)的英雄，他们能够加之于敌人的最高侮辱是让敌人被狗和乌鸦吃掉，让敌人由勇士和强盗沦为可悲的猎物。

你可能为健身投入了那么长时间，年复一年，这时候一笔勾销。当死尸含有的钙质渗入肌肉，造成尸僵时，精心锻造的色泽漂亮的肌肉变硬，直到开始分解才变得松弛。我们用补品和超级食品滋养过的器官放弃了指定的功能。我们用正念练习驯化过的大脑在心脏停止跳动几分钟内就一塌糊涂。一位法医人类学家报告称，紧接着，"大脑很快液化。从耳朵涌出，从嘴里流出。"[27] 全都化成了一摊臭水，也许听起来还要糟糕，沦为老鼠消化系统内的杂碎。

要是你听了感到不快，我要提醒你，我们身在其中的娱乐文化充斥着"亡灵"、"行尸走肉"等类似于腐尸的边缘生物。它们总是张着嘴巴，露出腐烂的牙齿，宛若血肉模糊的伤口。它们的眼睛深陷在眼窝里，下巴也许开始融化缩入脖子。当然，它们为了觅食，摇摇晃晃地向我们走来。这种痴迷很奇怪，因为我们的社会对尸体的处置一丝不苟。我们不大可能在人行道上踩到尸体，但是坐在电影院里放松心情时，却很难不遇到它们——好像我们需要别人提醒肉身死后的样子似的。

第十一章

发明自己

现在我们回到本书前面提出的问题。谁说了算？我们寻求掌控身体、思想和生命，可是由谁、由什么掌控？答案可以把身体排除在外，因为若是不经巧妙的防腐处理，身体倾向于液化——或化为尘土。所以我们希望推上宝座的必须是个无形无影的实体——思维、精神、自己，如短语"精气神"和旧词新用的"身心"这个词所暗示的，是某种妙不可言的混合物。

分解的壮观景象为这种假设提供了强有力的支持：人类具有某种无形的本质，它比生命更为长久。当着腐烂的尸体，人们当然很少谈论"身心合一"。实际上，谈话可能改变方向，转向强调存在永生的本质或灵魂，它以某种方式在失去身体的情况下绵延不绝。中世纪的天主教艺术家和神职人员利用尸体分解的画面——有时蛆在鼻孔和眼窝蠕动——强调灵魂必须做好准备，等待脱离肉体生活。佛教的僧侣在尸体面前展开"尸体冥想"，尸体有新鲜的，也有腐烂的，让自己牢记人生无常。在基督教和伊斯兰哲学中，灵魂都是我们这些凡夫俗子求之不得的永生的完美载体：它是不朽的，因为它以某种方式参与或与不朽的神祇交融。今天，连无宗教信仰者也可能用"灵魂"、精神或含糊的"精神财富"等想法自我安慰，让自己永垂不朽。朗费罗<sup>*</sup>（Longfellow）的名句写道："本是尘土，终归尘土；那是人身，不是灵魂。"[1]

但没人找到过这种东西。事实是，"暗物质"存在的证据比精神或灵魂的证据牢靠多了，人们用这种假设的物质来解释星系的形状。至少暗物质能够间接地通过重力作用加以探测。我们能够谈论某人的灵魂，谈论它是宽宏还是偏狭，但我们心知肚明，这是比喻的说法。人们把这种假设的缥缈本质安放在各个位置——心脏、大脑和肝脏——尸体解剖却找不到它的踪迹，于是有些人猜测，它像中国人所说的气一样飘忽不定。1901年，一位美国医生报告称，人体在死去的瞬间体重减少一盎司的四分之三或21克，他认为这意味着灵魂是一种真材实料的物质。但是他的实验无法复制，说明灵魂如果存在，那么它既无法定位，也没有质量。连《圣经》中也找不到"灵魂永生"

---

* 亨利·沃兹沃恩·朗费罗（1807—1882），美国诗人，翻译家。

这个概念。这种教诲是《圣经》写成很久以后从异教徒希腊人那里移入基督教的。[2]

经过了启蒙运动，灵魂永生的概念并非毫发无伤。灵魂永生全靠上帝，上帝的存在——至少上帝的关照——遭到质疑，灵魂永生向世俗得多的概念"自己"让步。基督徒（或犹太人）读一读柏拉图的著作或许能够"发现"灵魂，却无从发现"自己"；"自己"是日积月累生成的，据说肇始于文艺复兴时期的欧洲。学者可以无休止地争论自己这个概念——或历史上的其他创造物——到底何时问世，总能自圆其说。但历史学家大致就一个模糊的观点达成了共识，即古代社会不存在类似于灵魂或自己的事物。是的，古代社会存在自我、骄傲和抱负，但不存在让我们联想到自己的这种自省自问的能力。阿喀琉斯想让人永远记住他的名字和勋绩；他不曾为自己的动机或左右为难的忠诚而饱受煎熬。这种思索是后来才有的。

莱昂内尔·特里林（Lionel Trilling）写道："16世纪末17世纪初发生的事情很像人性的变异。"他认为，这种变异是历史学家弗朗西斯·耶茨（Frances Yates）所谓"现代欧洲和美国人出现"以后的要求。[3] 随着个体的自我意识深入人心，资产阶级买镜子，画肖像，写自传，越来越看重一项使命：在拥挤的都市社交界产生的嘈杂思想中努力"找到"自己。今天，我们理所当然地认为，在我们呈现给他人的自己内部，还存在一个自己，一个更加真实的自己，但18世纪70年代让—雅克·卢梭（Jean-Jacques Rousseau）发表下列胜利宣言时，这个观点还很新鲜：

> 我打算做一件前无古人后无仿者的事情，我要把一个人的真实面目全部展示在同胞面前，这个人就是我自己。
>
> 只是我本人。我了解自己的内心感受，我也了解别人。我生下来就有别于我所见过的任何人，我敢保证我生下来就跟现在的人不一样。如果我不比别人强，至少我与众不同。[4]

这是自大狂，还是傲然宣布发起叛逆的政治思想家？当代思想倾向于后者；毕竟卢梭是法国革命的一股主要的思想影响力，法国革命纵然结果血腥，却可能是要求个人"自由""博爱"或集体团结的第一场群众运动。有些东西给卢梭个人的自我主张撑腰，但是要记住重要的一点，这是个主张——没有提出证据，也很难想象可能提出怎样的证据。如历史学家约翰·O. 莱昂斯（John O. Lyons）所言，自己"被发明"了。[5]

　　另一个捉摸不定的抽象概念与"自己"在同一时期扎下根来，就是"社会"。和自己一样，社会也不是个能用手指给人看或用尺度进行测量的事物，这是个必须加以教诲或分享的概念，是个由个体的自己聚集而成的幽灵般的实体。从物质方面，可以把它想成一个"超级存在"，由无数笨手笨脚地想要协调各自运动的亚单位组成。"社会"的概念伴随"自己"出现绝非巧合，恰恰是因为全新的自我中心的个人似乎最关心他人的意见：我适应得如何？我跟他们比怎么样？我给人留下什么印象？举例说明，我们照镜子不是要看清"真正"的自己，而是要看别人看到了什么，我们姑且当成自省的东西常常是对别人怎么评价自己的痛苦审视。

　　这种心理上的大"变异"呼唤得到一个历史解释。在这里，历史学家总会提到与日益占据主导的市场经济相伴随的社会和经济变革。封建制度下确定的角色和义务失去了掌控，人们很容易把自己想象成有能力主动做出改变的个体，包括向上流动。你也许是个工匠，谈吐打扮却效仿商人，商人则装出贵族的派头。传统的社会和信任纽带松弛，连冒名顶替都成为可能，就像16世纪那个著名冒险家的故事。他让全村人相信，他是他们失踪的邻居马丁·盖尔（Martin Guerre）。他接管了盖尔的家族遗产，搬去跟盖尔的妻子同住，至少过了三年，骗局才被揭穿。[6]你能从村子到村子，从村子到城市，从一个社会阶层到另一个阶层——欧洲内部的战争破坏必然对这种新的流动性起到了推波助澜的作用——就必须时刻留心你给别人留下的印象。与此同时，他人也日益变得不可信；你不能确定表象背后包裹着一个怎样的真实"自己"。

以新教为代表的宗教创新与资本主义的兴起有关——怎样有关是个长久争论的主题——宗教创新促使灵魂变成了"自己"这个现代概念。宗教改革前，天主教能够凭借参加圣礼或者给教会捐一大笔钱，保证让人死后进入极乐世界，但新教尤其是加尔文派致力于让上帝接受信徒的灵魂，永恒的内省成了职责。每个稍纵即逝的念头和喜好都必须加以省察，寻找微小的罪恶冲动。科学和世俗化蚕食了上帝的观念，内省的习惯却保存下来。心理分析学家加思·阿蒙德森（Garth Amundson）写道：

> 人们继续内观，进入思想的私生活，以确定自己人生的根本真相，却不附加一种观念：这些真相是与

存在于自己之内的上帝展开对话的果实。于是，奥古斯丁思想中我们内观自己所发现的神失去了王位，取而代之的是与强烈的私密感受状态，幻想、希望和需求的悍然对峙。对情感体验真实而直接的意识成了新的中心，真实而"圆满"的生活围绕这个中心创造。这样一来，自己私生活的展开就成了某种膜拜对象。[7]

用西班牙某历史学家的简单说法，"现代卢梭主义的自己感受并创造其存在，它似乎承袭了先前指派给上帝的属性。"[8]

在我们的时代，自尊自爱的话语具有了确定的宗教质感。我们听从教导要"相信"自己，"尊重"自己，忠实于自己，最重要的是"爱"自己，否则别人怎么会爱我们？20 世纪，无穷无尽的"帮助自己"的忠告开始泛滥成灾，它嘱咐我们要做自己的"知己"，要放纵自己，给自己留出时间，经常还要自我"庆贺"。仿佛"相信"这种词汇还不足以暗示一种宗教姿态，某网站竟然劝我们"崇拜自己"，给自己造个神龛，龛内也许陈设照片（估计是"自拍照"）、最喜欢的珠宝首饰和"香水、蜡烛或香火等气味芳香的东西"。[9]膜拜自己也许好像明显是拜错了神，但它的虚假不实与各大宗教摆在神龛里的上帝也差不了多少。对大家来说，自己或上帝都是不确定的存在。二者都要求尽力"相信"。

在当今的资本主义文化中，自己被进一步物化，成了必须持续努力维护的商品——"品牌"。名人显然拥有明确定义的"品牌"，由才华（若是有的话）、"个性"和外在形象组成，这一切都可以货币化并公开售卖。连追名逐利的底层也受到鼓励要打造品牌，自信地向世界投射，完全不在乎这个品牌与数以百万计的芸芸众生是否别无二致——从20世纪50年代起，开心、乐观、"正向思考"就一直很受办公室职员和CEO双方的追捧。如果你精心打造的表象之下藏着阴暗的自己，包含恐惧、仇恨和怀疑，你要把它包裹起来。内在的"肯定"——"我自信，我可爱，我会成功"——据说很管用。

什么可能出错呢？当然，随着引入"自知"和"自爱"，人进入了无边无际的镜厅。自己怎么能够了解自己，谁来了解？我们若是爱自己，是谁在爱？这是自我反省逃不开的悖论：自己怎么能既是知者，又是所知的内容；既是主体，又是客体；既是施爱者，又是被爱者？如萨特的名言所示，他人或许很讨厌，真正的地狱却是永远囚禁在自我

之中。许多历史学家指出，自我意识的兴起大致肇始于 17
世纪，与欧洲这一时期前后流行"忧郁症"有关，这种紊
乱的主观叙述与我们今天所谓的"抑郁"密切对应。[10] 长
期焦虑在 19 世纪表现为"神经衰弱"，似乎是现代主义的
另一种通病。我们珍爱和呵护的自己原来是个脆弱、不值
得信赖的东西。

与此前的"灵魂"不同，自己终有一死。我们听到告
诫，要"接受"我们终将死去，不仅要考虑身体腐烂，还
要思索**我们不再存在**于世这个几乎无法想象的前景。更准
确地说，**我**不再存在于世；虽然遗憾，我却能够想象其他
人不再存在于世，哪怕是我挚爱的人。我不再存在于这
个世界，这个世界没有了注视它的有意识的"主体"，这
本身似乎自相矛盾。哲学家赫伯特·芬格莱特（Herbert
Fingarette）写道：

> 我能想象这个熟悉的世界继续存在吗，哪怕我
> 不再存在？我如果试着想象，它就是**我想象中**的世
> 界……是的，我能想象一个我不身在其中的世界。但
> 我不能想象一个我无法想象的世界。我对世界的意识
> 是不可消除的，所以我对它的反应也不可消除。但这

样就篡改了我已死亡的意思，因为死亡的鲜明特征是
对万事万物不再具有意识，也不再做出反应。[11]

我们多数时候对这个具有意识的自己的概念深为不舍，
以至于想到世界上没有了它，在逻辑和情感上都无法接受。
一名大难不死的医生写道：

> 每当我试着用头脑去覆盖我本人死去的概念——
> 真切地想象世界没了我照常运转，我之为我的本质永
> 远消失，一种势不可挡的恐惧就喷涌而出，我的头脑
> 背过身去，仿佛我的想象力和我本人遭遇末日的想法
> 是两块极性相同的磁铁，无论我怎么使劲对接也不肯
> 相遇。[12]

我们也许都想象经由子女和受过我们影响的其他人，
凭借我们留在身后的作品和知识产品，把自己的一些痕迹
留下来。但同时我也知道，这个我之为我的记忆、幻想和
抱负等特殊组合将会消失不见。我独一无二的（我喜欢这
么想）意识的鼓点将会沉寂，再也不会响起。"太多时候，"
哲学家罗伯特·C.所罗门（Robert C. Solomon）写道，"我
们用任性的想法看待死亡，我的死亡是件坏事，因为它让

**宇宙不再有我**。"（所罗门所写原文为黑体）[13] 但是我们可以回想一下，每年约有 5500 万个独一无二的个体死去，宇宙依然安然无恙。

面对死亡，凡夫俗子常常要么手忙脚乱地拓展经历，要么用某种形式给自己树碑立传。他们也许挨个完成"清单"上的历险项目，遍访各地，要么奋力完成一生的夙愿。倘若此人名利双收，或许会本着与皇帝规划自己的陵寝相同的精神，用最后几年和最后几个月来创建"遗产"，比如成立慈善基金会。我的熟人当中一位著名的公众人物用最后几个月来做规划，庆祝他的生平业绩，主要内容是包括他本人在内的无数达官贵人对他大唱赞歌。可悲的是，几十年后，人们就不知道他是何人了。

于是自己成了我们在最完全的意义上所谓"成功老龄化"的障碍。我见过杰出人物把最后几年耗费在争取最后一次升职等外在褒奖上，要么偏执地维护自己的名声，反对批评和可能的批评。该怎么办呢？——这就是我们在现代社会学到的一切。这些自我宣传和自我保护的努力让我们患上痛苦的神经症，我们又求助于各种疗法，它们要求我们更加深刻地剖析自己。阿蒙德森写道："心理治疗的患者向内心寻求真相，离开时不是带着形而上意义上公认有效或绝对的东西，而是对'忠于自己''爱自己'和'自我呵护'等个人主义信条加倍虔诚，越发执着。"[14]

针对自我消亡的焦虑，有一种久负盛名的药膏，即让自己淹没在"比自己更为宏大"的事物中，某个想象中在缺失了我们的情况下依然存活的超级存在。殉道者为上帝献身，士兵为国捐躯，士兵的头脑若是不能容纳民族国家这种大视野，至少要能容纳一个团或一个排的战友。战争是悠久而普遍的人类活动，勇士期待在战斗中视死如归，希望《伊利亚特》《摩诃婆罗多》（*Mahabharata*）等史诗或19世纪以来到处涌现的战争纪念碑把自己铭记。对于担惊受怕的士兵或事后悲痛不已的幸存者，死亡改头换面成了"牺牲"——"终极牺牲"——具有祭献给神的全部古老的宗教含义。为了防止光荣殉国的想法不足以打消恐惧，美国军队越来越多地采用替代医疗工具，包括冥想、膳食补充剂和灵气疗法等。[15] 但是，人们对真正士兵的期待是视死如归，无怨无悔。温斯顿·丘吉尔（Winston Churchill）这样谈论诗人和一战新兵鲁珀特·布鲁克（Rupert Brooke）：

他期待死亡：他甘愿为挚爱的英国赴死，他深知它美丽辉煌；他气定神闲迈向崖边，笃信祖国的事业无比正义，心中对人类同胞全无恨意。[16]

但视死如归并非专属于勇士。为"革命"事业等舍生忘死的人们有权想象下一代会前赴后继，自己的死亡只是继往开来的伟大事业暂时中断而已。有些人失足摔倒，或者上了年纪后自动退出，其他人会加入进来勇往直前。乔·希尔（Joe Hill）是一名劳工活动家，1915 年他被诬陷杀人并遭到处决。一首歌颂他的老歌告诉我们，他好像根本不曾死去：

> 昨夜我梦见了乔·希尔
>
> 栩栩如生如同你我
>
> 我说，乔，你不是已经死去十年吗？
>
> 我从未死去，他说
>
> 我从未死去，他说……
>
> 哪里有工人发动罢工
>
> ……乔都与他们同在
>
> 从圣地亚哥到缅因州
>
> 在每座矿山，每座磨坊
>
> 哪里有工人组织起来发动罢工

他说，哪里就能找到乔·希尔。[17]

革命家为人民出生入死，坚信自己倒下后，其他人会扛起旗帜。对真正有信仰的人，自己的死亡是次要的。战斗仍将继续（*A luta continua*）。

超级存在将比我们个人活得更久的想法并不完全是虚妄。人类属于社会性最强的生物。对二战孤婴的研究表明，婴儿虽然吃得饱穿得暖，但是没有得到搂抱和抚摸，也"未能茁壮成长"，最后还是夭折了。[18]与世隔绝的成年人在受到创伤和罹患疾病后活下来的概率小于家庭和社会关系紧密的人。我们在聚会、集体表达等场合兴高采烈，跳舞、唱歌或者为蛊惑人心的政客摇旗呐喊。连我们的私密想法也受语言结构塑造，语言当然也是我们与他人交往的普通媒介。正如许多人指出，互联网更加紧密地让我们陷入了单一的全球思维——尽管在我们这种自我中心的文化中，互联网也充当了镜子或我们评价自己的手段，就看我们受到了多少人关注，多少人点击了"喜欢"。

人类的经验和努力绵延不绝的想法，让我度过了意料之外的漫长人生。我会跌跌撞撞，摔倒在地；事实上我栽过很多跟头，但他人会举着火把继续奔跑。我不仅把"我的作品"——请原谅我用了这个像煞有介事的短语——传给后人，还有伴随着生而为人的全部精神和感官愉悦：在春日的阳光下闲坐，感受友人的温情，解开疑难的方程式。没有了我，一切仍将继续。在余下的时光，我满足于在人类恢宏的超级存在中做个倏忽即逝的细胞。

但是这种哲学视角存在瑕疵。首先，它完全以人类为中心。我们的"存在之链"为何不该包含其他生物，我们与之分享地球，牺牲它们为我们服务，把它们逐出家园，为我们的扩张让路？当然，我们对它们有些情感依恋，虽然我们很难想象把比喻的火把传给狗，在糟糕的情景中，传给昆虫或微生物。

话说回来，我虽然努力从人类的超级存在绵延不绝的观念中得到一些安慰，却遇到一个偏于存在主义的深刻问题：我们这个物种本身似乎难逃一死，在很大程度上迫在眉睫，极可能因为全球变暖或核战争而自取灭亡。部分科学家提出了发生"濒临灭绝事件"的可能性，届时我们这个物种高达 10% 将彻底摧毁，在一百年内稍高于 9% 将彻底摧毁。[19] 还有人怀疑我们这个物种能不能活过 21 世纪。环保人士丹尼尔·德鲁姆赖特（Daniel Drumright）写道——我只能希望他是杞人忧天——随着灭绝意识日益增强："我们要应对如此宏大的一个发现，一切现存的事物与之相比都形同虚无。"他接着说，我们的新环境要求具有一种"活着的人类从未见证过的可怕意识。这种意识所要求的情感成熟度与西方文化中的疯狂几乎无法区分"。[20]

你若是想象力足够丰富，那么，整个宇宙可能存在其他生命也许会使你得到安慰。地球大小的星球比比皆是，凭着合理的温度和充足的水，可能提供与我们类似的栖息地。此外，科幻小说读者知道，我们认为生命形式依赖碳和水的观点可能过于迂腐守旧。也许存在依赖其他化学物质的生命形式，存在竟然不是由传统物质构成的自我复制的主体——能量爆发、流体振荡、黑洞贪吃等模式；我们已经拥有了电脑程序这种人造生命，它能复制和演化，以应对环境变化。谁知道呢？——部分"生命"形式也许是我们这个物种合适的继承人，拥有爱和探索的能力。

即便在这里，我们对永生的渴望也碰了钉子，因为当前的预测如果应验，从现在起再过28亿年或220亿年，宇宙本身会走向终结，当然还是给我们留下了充裕的时间打理好一切。一种可能是发生"大收缩"，膨胀力竟然会导致原子四分五裂。另一种可能是夜空将清空，现在隔开星系的巨大的虚无空间将不断扩大，直至把一切吞噬。真空和绝对黑暗将压倒一切。这两种可能都通往"我们不在其中"
的世界的终极噩梦，比我们的个体自我不再存在于世还要
无限荒凉——这个世界（假如可以这么称呼）空无一物，
连意识的微渺火花、零星的能量或物质都无迹可寻。把马
丁·路德·金（Martin Luther King）的名言做个残酷的解
释：历史的弧线是漫长的，但它偏向灾难性的毁灭\*。

---

　\* 原话为：让我们记住横跨道德宇宙的弧线是漫长的，但它偏向正义。——译
者注

第十二章

# 杀死自己，为生机盎然的
# 世界欢欣鼓舞

从哲学角度，我们把自己逼到了墙角。一方面，我们设想了一个无生命的物质世界。如 20 世纪的生化学家雅克·莫诺（Jacques Monod）所言，我只能想象他用辛辣自得的口吻说："人类终于知道自己在无情而浩瀚的宇宙中孤独无依。"[1] 另一方面，我们执着地认为自己无比迷人，爱自己和专注于自己百年之久，让自己变得膨胀了。我们活得像个逃犯，时刻要抢先一步，在不可避免的消亡之前多吃一顿饭，多赚一块钱或一笔钱，多锻炼，多做一次医疗检查。我们死了……呃，我们绝不能死，因为自己死亡是无法想象的。

这是个存在主义的悖论，传统的解决办法只是**声称**，存在一种除我们以外的有意识的力量，即神祇，这个声明常常以胁迫为后盾。两千多年以来，数落庞大的人群——今天显然占世界人口的多数[2]——要么主张这个神是唯一万能的个体，要么至少假装附和这个观点。也许是为了让这个遥远而孤独的神更加合人的口味，"世界几大宗教"还声称他至善至爱，但这点公关宣传产生了适得其反的荒诞效果，既然神至善至爱，就不会引发地震，也不会杀死幼儿。18 世纪毁灭里斯本的地震发生后，许多欧洲人发现，再要相信这个神实在是勉为其难。但多数人愿意费这个劲，因为替代方案太可怕了：在明知自己终将成为一堆垃圾的情况下，人怎么能活下去？好比无神论者常常听到这个问题：在明知道死后一切成空的情况下，我们怎么能死去？

　　现代学者几乎众口一词地称赞一神论兴起是伟大的道德和学识进步。在神话中，向一神论过渡，有时是在一个特定的神篡夺了大万神殿内诸神的神权后发生的：例如，耶和华必须赶走早先迦南人的亚舍拉和巴力等神祇。政治上，这种转变可以由国王的御令突然促成，如法老阿肯那顿、希伯来国王扫罗和君士坦丁国王都下达了御令。唯一的上帝宣称，只有他代表至善（就耶和华而言，代表对部落恪守忠诚）。事实证明，一神论又对把国王的权力合法化至关重要，国王可以宣称他的统治权是神赋予的。这个系统在伦理上干净利落：一切道德上令人困惑的问题均可用唯一的神至善至美的说法来回答，哪怕他的动机我们难窥究竟。

　　但是也可以把向一神教过渡看作漫长的弑神过程，无情地消灭古老的神祇和精灵，除了一个必须"信仰"的渺茫的抽象物，一律格杀勿论。"原始"——也许最初的——人类画面是自然界充盈着活泼的精灵：动物会说话，还能听懂人类的语言，山川河流是具有自主性的存在，要求人类尊重和关注。19世纪的人类学家爱德华·泰勒（Edward Tylor）把这种灌注了灵性的世界观称为"泛灵论"，与伊斯兰教和基督教等伟大的"世界宗教"相比格外杂乱无序的土著民族的信仰体系至今仍然贴着泛灵论的标签——也许我们应该说它们被污蔑为泛灵论。

历史上，泛灵论之后就是多神论。泛灵论的众多精灵怎样凝结成相互区别的诸神不得而知，但是据信最早的多神宗教是印度教，问世于约公元前2500年，印度教至今仍带有泛灵论的痕迹，表现为动物神甘尼什（Ganesh）和汉努曼（Hanuman）以及乡村神龛主要与石头有关等。古代地中海世界、中东和西半球南部的宗教都是多神论，有能力建立寺庙并且养活非生产性僧侣阶层的等级社会使多神论成为可能。

不是所有人都欣然接受强加给自己的一神论，它要求放弃众多熟悉的神祇，动物神和精灵等，连同相应的节日。阿肯那顿一死，埃及人就恢复了多神论。希伯来国王无情地斗争，镇压不断地退回古老的迦南宗教的臣民。在一神论宗教内部，也存在稳步向多神论流失的现象。基督教的上帝把自己分裂为三位一体，圣人在基督教和伊斯兰教内部繁衍；泛灵论的残余与佛教一道蓬勃兴盛（严格地说，根本不应当把佛教视为有神论）。

过去 500 年，"改革"运动横空出世，遏制了这些偏离。在欧洲，宗教改革运动打击圣人崇拜，淡化三位一体，把教堂的装饰、香火和其他特效剥夺殆尽。在伊斯兰教内，瓦哈比派压制苏菲派，也禁止音乐和对众生的艺术描绘。宗教变得脸部空白，没有五官，仿佛要阻止人们想象这个世界上还存在非人类的作用力。

一神论这个改革后的朴素版本给现代还原论科学的兴起准备好了舞台，还原论科学自告奋勇肩负起了从自然界消除作用力的使命。科学不曾立志摧毁一神论的神；实际上，如杰西卡·里斯金的解释，起初一神论给科学增加了大量要做的工作。大自然如果不存在作用力，那么，一切都要靠"原动力"给世界注入生命。[3]但科学把这种作用力逼到了角落，最终让它变得无关紧要。1966 年《时代周刊》的标志性封面提出"上帝死了吗？"的问题，与尼采遥相呼应。天机泄露了：我们人类孤独地活在死去的宇宙中，是仅存的具有意识的存在。这就是把"自己"奉为神明的学识背景。

诸神和精灵曾经使我们祖先的世界生机勃勃，让它们起死回生为时已晚，而且这种努力无不昏聩愚蠢。但我们可以着手让恋尸癖的古老科学松开对头脑的简要掌控。实际上，为了科学理性的缘故，我们必须这么做。杰克逊·利尔斯（Jackson Lears）前不久写道，宣告自然界死亡的还原论科学"不是'科学'本身，而是科学的一个具有历史偶然性的独特版本——这个版本所依赖的观念是，自然是个被动机制，其运行是可观察、可预测的，受制于与制约惰性物质的法则相类似的规范"。[4]

科学不情不愿地把作用力让给了细胞层面的生命，现在，研究人员承认，细胞层面在做出去往哪里、杀死哪些细胞、与哪些细胞结盟的"决定"。微观层面对作用力的思路逐渐改变，可以类比的是科学日益接受了非人类的动物具有情绪、思考力甚至意识——2012 年，一次神经科学国际会议对此给予了迟到的认可。[5]至于我本人，我对细胞做出决定的观点不甚满意，愿意多了解一下细胞怎样做出决定、人类可能如何干预。但我不再期待弄清楚细胞所做的决定在古老的牛顿式意义上"很确定"，就好比石头因为重力作用掉在地上，细胞外面可能存在某些力量或因子。

我着手的问题与人类健康和我们掌控它的可能性有关。假如我知道这只是一个大问题——自然界是死的，还是说在某种意义是活的——的组成部分，我也许会从许多其他地方着手，例如果蝇、病毒或电子，据研究它们的科学家称，它们似乎拥有"自由意志"或做出"决策"的力量。无论我们望向何方，只要看得足够仔细，都发现自然悍然反对宇宙死气沉沉、静止不动的观点。科学倾向于对物质固有的活动不予理会，如布朗运动或"随机噪音"——我们尝试测量或观察某物时，势必会遇到这种模糊性，从人类的角度看来十分讨厌。但是，其中有些活动相当意义重大，竟然不需要用物质来培育。在绝对虚空中，成对的粒子和反粒子能够凭空出现，丝毫不违反物理法则。如斯蒂芬·霍金（Stephen Hawking）所言："我们是极早期宇宙的量子起伏的产物。上帝确实掷了骰子。"[6] 这些自发产生的成对粒子或"量子起伏"大多转瞬即逝，很快就闪烁着消失了。但每隔几十亿年，少数量子起伏同时发生并凑到一起，构成物质的构成要素，也许过几十亿年又形成一个新的宇宙。

也许当年我们的泛灵论祖先知道点什么，而我们在过去几百年刻板的一神论、科学和启蒙运动中早已把它遗忘殆尽。遗忘的正是这个见地：自然界并非死气沉沉，而是生机勃勃，有时也许竟然充盈着作用力和意向性。你也许期待在物质的心脏——质子或中子内部——找到寂静和坚固。原来，连这里也由于量子起伏幽灵般的闪烁而充满生机。[7]我不会说宇宙"活着"，那样也许会引出具有误导性的生物学类比。但它悸动不安，震颤抖动，从浩瀚空无的片块到细微的缝隙概莫能外。

我这里为反驳物质枯槁的观点尽了绵薄之力。但是，让我们摆脱困境的另一个部分是直面魔鬼般的自己，它挡住我们的视线，把我们与其他存在隔开，使死亡成为不可忍受的前景。按照常用的军事比喻的说法，苏珊·桑塔格最后几年"抗击"癌症，她曾在日志中写道："死亡不可忍受，除非你能克服那个'我'。"[8]她的儿子戴维·利夫（David Rieff）在讲述她死亡过程的书中议论道："她一生做成了很多事，却始终没能做到这一点。"[9]她把最后几年的岁月献给了变本加厉的医疗折磨，每次折磨都允诺把她的生命延长几个月。

几年前我曾感到绝望，"自己"成了安详死去的障碍，与此相关的批评讨论总是落入精神分析的棘手地盘，甚至陷入更可怕的后现代哲学语篇的泥潭。但科学探索的新脉络出乎意料地在一个长期明令禁止的领地敞开——迷幻药研究。十多年前，用迷幻药治疗抑郁，特别是绝症晚期患者的焦虑和抑郁的报道陆续见诸报端。就我们这里的目的而言，有趣的是，这些药物的作用似乎恰恰在于抑制或暂时消除"自己"的感觉。

2015 年，科普作家迈克尔·波伦（Michael Pollan）在一篇文章中巧妙地对这项新研究做了总结。[10] 在典型试验中，病人——通常是癌症患者——得到一剂裸头草碱（"致幻蘑菇"的活跃成分），安闲地躺在指定房间的沙发上，在医生的监护下"游历"几个小时。药效消退后，再让患者详细陈述自己的体会，并频繁地接受后续访谈。关于初步结果，波伦引用了一名研究人员、纽约大学某精神科医生的话：

> 明显害怕死亡的人——不再感到恐惧。给药一次具有长久的效果（长达 6 个月），这是个前所未有的发现。这样的事情在我们精神病学领域前所未有。[11]

在患者主诉之上辅以大脑活动定点扫描，原来，药效在于抑制大脑与自我感觉相关的部位——"默认网络"

（default-mode network）。大脑这个功能受到的抑制越是彻底，患者汇报的体验就越像自然发生的神秘体验，一个人经历"自我解体"或"自己"的死亡——这个过程很可怕——接着产生与宇宙融为一体的深沉感觉，对死亡的恐惧烟消云散。迷幻旅行或神秘体验越是强烈，为患者消除焦虑和抑郁的效果就越是显著。一名 54 岁、癌症已到晚期的电视新闻导演报告说，他在医疗监护下发起致幻旅行，在这个过程中，"哦，上帝，现在一切都具有了意义，多么简单，多么美好。"他后来又补充说，"连细菌也很美好，我们这个世界和宇宙中，一切都很美好。"[12] 他 17 个月后去世，死时显然心满意足。某英国心理学家对致幻体验的主诉证实了这种宇宙充满生机的感觉，他本来身体健康，并不属于实验室研究的组成部分：

> 在某个节点，你进入了栩栩如生、超乎寻常的现实……目之所及的一切事物都可能焕发华美的光彩，人的神志仿佛突然之间变得更加清晰鲜明。一切都显得生气勃勃，流动不定，息息相关。[13]

在某种意义上，自我或自己是一项伟大的成就。毋庸置疑，如果没有这种内在的动力驱使人类去征服和发现，很难想象人类历史会怎样。自己让我们对威胁保持戒备和警惕；我们最大的成就受到虚荣心的驱动。尤其在高度竞争的资本主义文化中，没有久经磨砺、高度响应的自我，人怎么活得下去？但波伦评论道：

> 至高无上的自我可能成为暴君。抑郁症的情形也许最为明显，自己向它本身发起攻击，失控的内省逐渐把现实遮蔽。[14]

免疫系统可谓如出一辙。它屡次拯救我们免遭微生物掠夺，却也会背叛我们，造成致命的后果。哲学家／免疫学家阿尔弗雷德·陶伯在写作中把自己比作免疫系统，但这个比喻也可以颠倒过来，把免疫系统比作自己。表面上，它的任务是守卫有机体，但这个守卫者却可能背叛，就像对皇帝反戈一击的古罗马禁卫军。免疫系统会放纵炎症，最终夺去我们的性命，自己还会啄食精神的伤口——常常是某种失败感或遗弃感——直至出现可察觉的病症，比如强迫症、抑郁症或严重损害身体的焦虑。

那么我是谁？既然这里不是指独特的个性，我不如这样问：你是谁？首先是身体：它不是我们随处拖移的笨重累赘，也不是一块可以任意揉捏的泥团。数百年的解剖学和显微术表明，它由各种器官、组织和细胞构成，它们相互连接形成某种系统——起初以为是一台机器，近年来认为是个一环扣一环的和谐"整体"。但我们看得再仔细一点，就发现身体的运作少了些和谐流畅。细胞的生命在其间沸腾不息，有时细胞竟然相互交战，似乎对整个有机体的死活毫不在意。

其次是头脑，有意识的思维，这里我完全依靠（我认为很适当）主观体验：我们也许想象头脑当中住着一个独特的自己，"我"的本质，它与其他自己迥然有别，即使时间推移也不发生改变。但是密切关注你的思想，就会发现，通过语言、文化和共同期待，它们被他人的思想彻底占据。我是谁或你是谁，这个问题的答案要求设定历史和地理背景。

头脑的中心也没有不变的内核。思想过程涉及神经活动不同模式间的冲突和结盟。有些模式步调一致，彼此加强。还有些模式喜欢自相残杀。它们并非全都致力于我们的存活。举例说明，抑郁症、厌食症或冒险强迫症属于突触激发模式，它们在思想（和大脑）中刻下深沟，不容易用有意识的努力加以控制，有时候在身心两方面对整个有机体具有毁灭性。所以，即使没有自然灾害或瘟疫帮忙，我们当然也会死去：我们一直在蚕食自己，不管是用过于活跃的免疫细胞还是自杀式思维模式。

我动笔写这本书时，死亡已不再是纯粹理论上的展望。我已到了不能再自诩"中年"的岁数，由于年纪的缘故造成的局限性越来越不容否认。三年过去了，我继续躲避不必要的医疗关注，依旧顽强地打起精神去健身房，即便我不再是健身房的明星，至少也是个常客。此外，我保留了每天的拉伸运动，有些动作也许达到了瑜伽的标准。除了这些，我基本上想吃什么吃什么，纵容从黄油到红酒的口腹之欲。人生过于短暂，不能放弃这些乐趣，否则人生就太漫长了。

两年前，我跟友人在阴凉的后院围桌而坐，大家都六十多岁了，谈话转向了适合这个年纪的死亡话题。在座的多数人都声称不害怕死亡，只是害怕可能死得痛苦。我竭力安慰他们，坚决要求非医疗死亡可以尽量减少或消除痛苦，不必为了把寿命延长几小时或几天而接受大张旗鼓的干预，结果备受折磨。此外，我们现在可能拥有了让生命终结变得舒适，甚至很愉快的手段——临终关怀、止痛药、迷幻药，有些地方法律竟然允许协助自杀。至少对能够利用这些条件的人们来说，几乎用不着担心自己受苦。

当然会留下遗憾，我的一大遗憾是，我不能继续活着监督我感兴趣的领域的科学进步，这几乎是全部遗憾。我也不大可能见证（我察觉到）正在到来的深刻的范式改变，从以假设宇宙死亡为依据的科学向承认和寻求理解自然界的科学转变，这个自然界由非人类的作用力穿透。

从比喻意义上讲，死后进入一片死寂的世界，听任骸骨在沙漠里风干发白，只有一颗死星照耀，这是一回事；死后进入生机勃勃的真实世界，那里存在除我们以外的作用力，至少具有无限的可能性，这又是一回事。对于我们，可能我们多数人——无论是否使用药物或信仰宗教——只要惊鸿一瞥见过这个生机勃勃的宇宙，死亡就不再是向深渊的可怕一跃，而更像对永续生命的拥抱。布莱希特*1956年临终时写下绝笔诗：

> 我在慈善机构的白色房间里
>
> 向着早晨醒来
>
> 听到乌鸫啼叫，我心里
>
> 清楚：已经有些时候
>
> 我失去了对死亡的恐惧。因为

---

\* 贝托尔特·布莱希特（Bertolt Brecht，1898—1956），德国诗人，戏剧家。

我若什么也不是

就再也不会出问题。从现在开始

我也设法享受

在我之后每只乌鸫的歌唱。[15]

他要死了，不过没关系。乌鸫会继续歌唱。

# 献　词

　　我交谈过的对象对这个项目不全都满怀热情。有些人觉得这个题目太过深奥，专家有时则似乎讨厌区区作家踏足自己的领地。所以我深深感谢一路上对我给予鼓励并提供真知灼见的众人：我的社会学家老友阿莉·霍赫希尔德（Arlie Hochschild）、人类学家埃丽卡·拉加利斯（Erica Lagalisse）、抽时间跟我交谈的各类学者、供职于《异见者》（*The Baffler*）的我的编辑约翰·萨默斯（John Summers）和克里斯·莱曼（Chris Lehman）;《异见者》也零星地刊载过这本书成书前的部分内容。要怪就怪他们吧，因为我对这本书特别着迷，他们不遗余力地给予了支持。

　　为我出力的主要是我无比耐心、虚怀若谷的代理人克里斯廷·达尔（Kristine Dahl），还有"十二出版社"（Twelve）的编辑德布·富特（Deb Futter），他欣欣雀跃与我签订了合同。肖恩·德斯蒙德（Sean Desmond）在"十二出版社"接替了德布的工作，把前面几稿锻打得连贯呼应，还做了大量工作让最后的成品变得生动。谢谢你，肖恩。也感谢眼光犀利的封面编辑罗兰·奥特维尔（Roland Ottewell）。

身为作者，我第一次感到有必要请人核对事实，结果交了令人眩晕的好运，我找到了亚沙·哈尔特贝格（Yasha Hartberg）。这里要感谢进化生物学家戴维·斯隆·威尔逊（David Sloan Wilson），他对哲学、历史、社会学和流行文化跟对科学文献一样信手拈来。

除了这些人的大力支持，我还得到私人部队的帮助，从我的孩子罗莎·布鲁克斯（Rosa Brooks）和本·埃伦瑞克（Ben Ehrenreich）算起。我写这本书期间，他们俩各自都出了书，却依然抽时间阅读并点评了我的书稿。我的前夫约翰·埃伦瑞克（John Ehrenreich）也在这个时期出了本书，他和妻子莎伦·麦奎德（Sharon McQuaide）也对这本书给出了宝贵的评论。我尤其要感谢"经济困境报备项目"（Economic Hardship Reporting Project）的同事——高明的作家兼编辑阿莉莎·夸特（Alissa Quart）——我把她也拉了进来。

这本书献给我的导师、洛克菲勒大学才能卓著而和蔼可亲的免疫学家赞维尔·A. 库恩（Zanvil A. Cohn），我早该向他致敬。我改行当了作家和活动家，让他失望透顶。他 1993 年去世，我一定严重滥用了他的时间，却没有机会正式道歉。我喜欢想象他若活得久一点，会把这本书看作我聊表心意的补偿。

# 尾　注

## 作者序言

1. Gary Stix, "A Malignant Flame," *Scientific American*, July 1, 2008, www.scientificamerican.com/article/a-malignant-flame-2008-07/

## 第一章: 中年叛逆

1. Alix Spiegel, "How a Bone Disease Grew to Fit the Prescription," *All Things Considered,* NPR, December 21, 2009, www.npr.org/2009/12/21/121609815/how-a-bone-disease-grew-to-fit-theprescription.

2. Paula Span, "Too Many Colonoscopies in the Elderly," *The New Old Age*（blog）, *New York Times*, March 12, 2013, http://newoldage.blogs.nytimes.com/2013/03/12/too-manycolonoscopies-in-the-elderly/?_r=1&module=ArrowsNav &contentCollection=Health&action=keypress&region=FixedLeft&pgtype=Blogs.

3. John M. Mandrola, "Redefining the Annual Physical: A（Broken）Window into American Healthcare," Medscape, January 15, 2015, www.medscape.com/viewarticle/838132.

4. Sandra G. Boodman, "Seniors Get More Medical Tests Than Are Good for Them, Experts Say," *Washington Post*, September 12,2011, www.

washingtonpost.com/national/health-science/seniorsget-more-medical-tests-than-are-good-for-them-experts-say/2011/08/10/gIQAX3OWNK_story.html?utm_term=.4eff254f9fcc.

5. 同上。

6. "The PSA Test: What's Right for You?," *Harvard Men's Health Watch*, March 2012, www.health.harvard.edu/mens-health/thepsa-test-whats-right-for-you.

7. Gina Kolata, "Got a Thyroid Tumor? Most Should Be Left Alone," *New York Times*, August 22, 2016, www.nytimes.com/2016/08/23/health/got-a-thyroid-tumor-most-should-be-left-alone.html?_r=0.

8. John Horgan, "Why I Won't Get a Colonoscopy," *Cross-Check*（blog）, *Scientific American*, March 12, 2012, https://blogs.scientificamerican.com/cross-check/why-i-wont-geta-colonoscopy/.

9. Ken Murray, "Why Doctors Die Differently," *Wall Street Journal*, February 25, 2012, www.wsj.com/articles/SB10001424052970203918304577243321242833962.

## 第二章: 羞辱仪式

1. Oxford Living Dictionaries, "ritual"（definition）, https://en.oxforddictionaries.com/definition/ritual.

2. Edith Turner, *Experiencing Ritual: A New Interpretation of African Healing*（Philadelphia: University of Pennsylvania Press, 2011）.

3. Simon Sinclair, "Evidence-Based Medicine: A New Ritual in Medical Teaching," *British Medical Bulletin* 69, no. 1（June 2004）: 179-96, http://bmb.oxfordjournals.org/content/69/1/179.full.

4. Horace Miner, "Body Rituals Among the Nacirema," *American Anthropologist* 58, no. 3（June 1956）: 503-7, available at https://msu.edu/~jdowell/miner.html.

5. Adam Burtle, "Doctors, Shamans, and Clowns," *Structural Violence*, May 3,

2013, www.structuralviolence.org/1273/doctorsshamans-and-clowns/.

6. Anne Fox, "Drink and Duty: Extreme Drinking Rituals in the British Army," in *The Character of Human Institutions*, ed. Michael Egan（New Brunswick, NJ: Transaction, 2014）, 74.

7. Ellen Frankfort, 私人通讯。

8. Robbie E. Davis-Floyd, *Birth as an American Rite of Passage*（Berkeley: University of California Press, 2003）, 115.

9. 引用同上，87。

10. 引用同上，127。

11. Ivan Illich, *Medical Nemesis: The Expropriation of Health*（New York: Pantheon, 1976）, chapter 2, "The Medicalization of Life," available at http://soilandhealth.org/wp-content/uploads/0303-critic/030313illich/Frame.Illich.Ch2.html.

12. Irving Kenneth Zola, "Structural Constraints in the Doctor-Patient Relationship: The Case of Non-Compliance," in *The Relevance of SocialScience for Medicine*, ed. Leon Eisenberg and Arthur Kleinman（Boston: D. Reidel Publishing Company, 1981）, 245.

13. Abraham Verghese, "Treat the Patient, Not the CT Scan"（op-ed）, *New York Times*, February 26, 2011, www.nytimes.com/2011/02/27/opinion/27verghese.html.

14. Abraham Verghese, "A Doctor's Touch," TED talk, July 2011, www.ted.com/talks/abraham_verghese_a_doctor_s_touch/transcript?language=en.

15. 同上。

16. Cara Feinberg, "The Placebo Phenomenon," *Harvard* magazine, January-February 2013, http://harvardmagazine.com/2013/01/the-placebo-phenomenon.

17. David Cameron, "Placebos Work—Even Without Deception," *Harvard Gazette*, December 22, 2010, http://news.harvard.edu/gazette/story/2010/12/placebos-work-%E2%80%94-evenwithout-deception/.

## 第三章: 科学假象

1. Craig Lambert, "The New Ancient Trend in Medicine," *Harvard* magazine, March-April 2002, http://harvardmagazine.com/2002/03/the-new-ancient-trend-in-html.

2. David M. Eddy, "The Origins of Evidence-Based Medicine—A Personal Perspective," *Virtual Mentor* 13, no. 1（2011）: 55-60, http://journalofethics.ama-assn.org/2011/01/mhst1-1101.html.

3. 同上。

4. Gary Schwitzer, "Roundup of Some Reactions to NEJM Mammography Overdiagnosis Analysis," *Health News Review*, November 23, 2012, www.healthnewsreview.org/2012/11/roundup-of-some-reactions-to-nejm-mammographyoverdiagnosis-analysis/.

5. "Do Biopsies Spread Cancer?," *PR Newswire*, August 23, 2012, www.prnewswire.com/news-releases/do-biopsies-spreadcancer-167177565.html.

6. National Cancer Institute, "Long-Term Trial Results Show No Mortality Benefit from Annual Prostate Cancer Screening," February 17, 2012, www.cancer.gov/clinicaltrials/results/summary/2012/PLCO-prostate-screening0112.

7. Otis Brawley, "Epidemic of Overtreatment of Prostate Cancer Must Stop," CNN, July 18, 2014, www.cnn.com/2014/07/18/health/prostate-cancer-overtreament/.

8. Andrew Pollack, "Looser Guidelines Issued on Prostate Screening," *New York Times*, May 3, 2013, www.nytimes.com/2013/05/04/business/prostate-screening-guidelines-are-loosened.html.

9. Elisabeth Rosenthal, "The $2.7 Trillion Medical Bill," *New York Times*, June 1, 2013, www.nytimes.com/2013/06/02/health/colonoscopies-explain-why-us-leads-the-world-in-healthexpenditures. html?pagewanted=all&_r=0.

10. Stephanie O'Neill, "Too Many Are Getting Unnecessary Prostate

Treatment, UCLA Study Says," SCPR 89.3 KPCC, December 21,2014, www.scpr. org/news/2014/12/01/48398/too-many-aregetting-unnecessary-prostate-treatmen/.

11. http://108.163.177.220/print_frame.php?action=chapter&node=57639.

12. Jenny Gold, "Your Annual Physical Is a Costly Ritual, Not Smart Medicine," CNN, April 14, 2015, www.cnn.com/2015/04/14/health/annual-physical-ritual-costly/.

13. Audio clip from *Mad Men* at Hark.com, www.hark.com/clips/ dhvqltmpww-dont-think-you-have-to-go-out-and-become-thetown-pump.

14. Kathryn Joyce, "The Silence of the Lambs," *New Republic*, July 2017, 39.

15. "Psychological Harms of Pelvic Exams," *For Women's Eyes Only*, January 2, 2013, http://forwomenseyesonly.com/2013/01/02/psychological-harms-of-pelvic-exams/.

16. Lenny Bernstein, "Healthy Women Do Not Need Routine Pelvic Exams, Influential Physicians Group Says," *Washington Post*, June 30, 2014, www. washingtonpost.com/news/to-your-health/wp/2014/06/30/healthy-women-do-not-need-routine-pelvic-examsinfluential-physicians-group-says/.

17. Gina Kolata, "Annual Physical Checkup May Be an Empty Ritual," *New York Times*, August 12, 2003.

18. Peter Cappelli, "The Return of the Executive Physical," Human Resource Executive Online, March 5, 2007, www.hreonline.com/HRE/view/story. jhtml?id=10026321.

19. Anthony L. Komaroff, "Executive Physicals: What's the ROI?," *Harvard Business Review*, September 2009, https://hbr.org/2009/09/executive-physicals-whats-the-roi.

20. Arthur L. Caplan, "No Method, Thus Madness?," Center for Bioethics Papers, University of Pennsylvania Scholarly Commons, http://repository.upenn. edu/cgi/viewcontent.cgi?article=1042&context=bioethics_papers.

21. 同上。

22. Quoted in Angus Rae, "Osler Vindicated: The Ghost of Flexner Laid to Rest," *Canadian Medical Association Journal* 164, no. 13（2001）: 1860-61, www.ncbi.nlm.nih.gov/pmc/articles/PMC81198/#r3-18.

23. Quoted in Robbie E. Davis-Floyd, *Birth as an American Rite of Passage*（Berkeley: University of California Press, 2003）, 256.

24. Abraham Flexner, *Medical Education in the United States and Canada: A Report to the Carnegie Foundation for the Advancement of Teaching*（Boston: D. B. Updike, The Merrymount Press, 1910）, 18.

25. Robb Burlage, personal communication.

26. Melvin Konner, *Becoming a Doctor: A Journey of Initiation in Medical School*（New York: Penguin, 1987）, 38.

27. Jeffrey P. Bishop, *The Anticipatory Corpse: Medicine, Power, and the Care of the Dying*（Notre Dame, IN: Notre Dame University Press, 2011）.

28. 同上。

29. Farr A. Curlin, "Detachment Has Consequences: A Note of Caution from Medical Students' Experiences of Cadaver Dissection," in John D. Lantos, ed., *Controversial Bodies: Thoughts on the Public Display of Plastinated Corpses*（Baltimore: Johns Hopkins University Press, 2011）, 57.

30. Konner, *Becoming a Doctor*, 373.

31. 同上。

32. Kolata, "Annual Physical Checkup May Be an Empty Ritual."

33. Alice W. Flaherty, "Performing the Art of Medicine," *Total Art*, http://totalartjournal.com/archives/1186/performing-the-art-ofmedicine/.

34. "How Doctors Think," *Fresh Air*, NPR, March 14, 2007, www.npr.org/templates/story/story.php?storyId=8892053.

## 第四章: 粉碎身体

1. International Health, Racquet & Sportsclub Association, "Global Fitness

Industry Records Another Year of Growth," May 25, 2016, www.ihrsa.org/news/2016/5/25/global-fitness-industry-recordsanother-year-of-growth.html.

2. Quoted in Marc Stern, "The Fitness Movement and the Fitness Center Industry, 1960-2000," *Business and Economic History On-Line* 6（2008）: 5, www.thebhc.org/sites/default/files/stern_0.pdf.

3. Quoted in Herb Hennings, "Over the Hill"（column）, *Kenyon Collegian*, December 4, 1969, http://digital.kenyon.edu/cgi/viewcontent.cgi?article=3312&context=collegian.

4. "Why So Many Ph.D.s Are on Food Stamps," *Tell Me More*, NPR, May 15, 2012, www.npr.org/2012/05/15/152751116/why-somany-ph-d-s-are-on-food-stamps.

5. "More College Freshmen Plan to Teach: A Decrease in Altruism and Social Concern Is Found," *New York Times*, January 12, 1987, A15.

6. Quoted in Stern, "The Fitness Movement and the Fitness Center Industry," 6.

7. James Fixx, *The Complete Book of Running*（New York: Random House, 1977）, 14.

8. Gloria Steinem, "The Politics of Muscle," available at http://eng101fall09.wikispaces.com/file/view/Steinem_The+Politics+of+Muscle.pdf.

9. Sharon Tanenbaum, "Jane Fonda Opens Up About Her Decades-Long Battle with Bulimia," *Everyday Health*, August 9, 2011, www.everydayhealth.com/eating-disorders/0809/jane-fondaopens-up-about-her-decades-long-battle-with-bulimia.aspx.

10. "The Soft Science of Dietary Fat," *Science* 291（March 30, 2001）: 2536-45, http://garytaubes.com/wp-content/uploads/2011/08/Science-The-soft-science-of-dietary-fat-21.pdf.

11. Wanda Urbanska, *The Singular Generation: Young Americans in the 1980's*（New York: Doubleday, 1986）, 100-101.

12. Delmore Schwartz, "The Heavy Bear," quoted in Susan Bordo, *Unbearable Weight: Feminism, Western Culture, and the Body*, 10th anniversary ed.（Berkeley: University of California Press, 2003）, 1.

13. Allison Van Dusen, "Is Your Weight Affecting Your Career?," *Forbes*, May 21, 2008, www.forbes.com/2008/05/21/healthweight-career-forbeslife-cx_avd_0521health.html.

14. Leah Binder, "Three Surprising Hazards of Worksite Wellness Programs," *Forbes*, February 4, 2014, www.forbes.com/sites/leahbinder/2014/02/04/three-surprising-hazards-of-worksitewellness-programs/#51e20027466a.

15. Rand Corporation, "Do Workplace Wellness Programs Save Employers Money?," www.rand.org/pubs/research_briefs/RB9744.html.

16. John H. Knowles, ed., *Doing Better and Feeling Worse*（New York: W. W. Norton, 1977）, 59.

17. 引自 Howard M. Leichter, " 'Evil Habits' and 'Personal Choices' : Assigning Responsibility for Health in the 20th Century," *Milbank Quarterly* 81, no. 4（December 2003）: 603-26, www.ncbi.nlm.nih.gov/pmc/articles/PMC2690243/.

18. Bipartisan Policy Center, "Are America's Physicians Prepared to Combat the Obesity Epidemic?," June 23, 2014, http://bipartisanpolicy.org/library/are-americas-physiciansprepared-to-combat-the-obesity-epidemic/.

19. Paula Cohen, "Group of Doctors Calls on Columbia Univ. to Oust Dr. Oz," CBS News, April 16, 2015, www.cbsnews.com/news/group-of-doctors-call-for-dr-oz-to-be-ousted-fromcolumbia-university/.

20. "The Yuppie America's Economic Savior... Former Anti-war Activist Jerry Rubin Now Preaches the Gospel of Yuppiedom, Claiming That Yuppies Are Responsible for America's Current Good Economy," SunSentinel.com, October 19, 1985, http://articles.sun-sentinel.com/1985-10-19/features/8502150535_1_yuppies-new-movement-real-estate.

21. Josh Bersin, "Quantified Self: Meet the Quantified Employee," *Forbes*,

June 25, 2014, www.forbes.com/sites/joshbersin/2014/06/25/quantified-self-meet-the-quantified-employee/#471a6863c5fe.

22. Steven Rosenbaum, "The Quantified Self—Measuring to Curate Your Life," *Forbes*, May 17, 2015, www.forbes.com/sites/stevenrosenbaum/2015/05/17/the-quantified-self-measuring-to-curate-your-life/.

23. Ray Kurzweil and Terry Grossman, *Fantastic Voyage: Live Long Enough to Live Forever*（New York: Rodale, 2004）, 34.

24. "Eric Topol," Wikipedia, https://en.wikipedia.org/wiki/Eric_Topol.

25. Olly Bootle, "Gadgets 'Giving Us the Lowdown on Our Health,'" BBC News, August 12, 2013, www.bbc.com/news/health-23619790.

26. David Browne, "The Rise of the Health Coach," *Men's Fitness*, www.mensjournal.com/health-fitness/health/the-rise-of-thehealth-coach-20131206.

27. Tony Horton, *Crush It!: Burn Fat, Build Muscle and Shred Inches with Ultra-Extreme Warrior's Workout!*, digital book, at Amazon. com, www.amazon.com/CRUSH-IT-Ultra-Extreme-Warriors-Workout-ebook/dp/B007UT2A9S.

28. https://twitter.com/P90X/status/642034573803700224?ref_src=twsrc^goo gle|twcamp^serp|twgr^tweet.

29. Heather Havrilesky, "Why Are Americans So Fascinated with Extreme Fitness?," *New York Times Magazine*, October 14, 2014, www.nytimes.com/2014/10/19/magazine/why-are-americans-sofascinated-with-extreme-fitness.html.

30. "Zombie Apocalypse Update: October 31, 2015," CrossFit Games, https://games.crossfit.com/video/zombie-apocalypseupdate-october-31-2015.

31. Quoted in "Bantu in the Bathroom: Jacqueline Rose on the Trial of Oscar Pistorius," *London Review of Books* 37, no. 22（November 19, 2015）: 3-10, www.lrb.co.uk/v37/n22/jacqueline-rose/bantuin-the-bathroom.

## 第五章: 疯狂的正念

1. Deepak Chopra, "How to Start Listening to Your Body," Oprah.com, www.

oprah.com/spirit/How-to-Start-Listening-to-Your-Body.

2. Michael Taylor, "What Does 'Listen to Your Body' Actually Mean?," *mindbodygreen*, November 15, 2013, www.mindbodygreen.com/0-11660/what-does-listen-to-yourbody-actually-mean.html.

3. "Manichaeism," Wikipedia, https://en.wikipedia.org/wiki/Manichaeism.

4. Quoted in Susan Bordo, *Unbearable Weight: Feminism, Western Culture, and the Body*, 10th anniversary ed. ( Berkeley: University of California Press, 2003 ) , 148.

5. "New Microsoft Study Shows Rapid Decline in Attention Spans," *Mrs. Mindfulness*, http://mrsmindfulness.com/new-microsoftstudy-shows-rapid-decline-attention-spans/.

6. Alan Schwarz, "The Selling of Attention Deficit Disorder," *New York Times*, December 14, 2013, www.nytimes.com/2013/12/15/health/the-selling-of-attention-deficit-disorder.html?pagewanted=all&_r=0.

7. 同上。

8. Lizette Borreli, "Human Attention Span Shortens to 8 Seconds Due to Digital Technology: 3 Ways to Stay Focused," *Medical Daily*, May 14, 2015, www.medicaldaily.com/human-attentionspan-shortens-8-seconds-due-digital-technology-3-ways-stayfocused-333474.

9. Ruth Buczynski, "Do Electronic Devices Affect Sleep?," National Institute for the Clinical Application of Behavioral Medicine, www.nicabm.com/brain-electronics-the-brain-and-sleep54892/.

10. Steve Silberman, "The Geek Syndrome," *Wired*, December 1, 2012, http://archive.wired.com/wired/archive/9.12/aspergers_pr.html.

11. "Silicon Valley syndrome," Urban Dictionary, www.urbandictionary.com/define.php?term=Silicon+Valley+syndrome.

12. Rebecca Greenfield, "Digital Detox Camp Is So Easy to Hate," *Atlantic*, July 9, 2013, www.theatlantic.com/technology/archive/2013/07/digital-detox-

camp-so-easy-hate/313498/.

13. Farhad Manjoo, "Silicon Valley Has an Arrogance Problem," *Wall Street Journal*, November 3, 2013, www.wsj.com/articles/SB1000142405270230366140457917571201 5473766.

14. Evgeny Morozov, "The Perils of Perfection," *New York Times*, March 2, 2013, www.nytimes.com/2013/03/03/opinion/sunday/the-perils-of-perfection.html?_r=0.

15. Liat Clark, "Vinod Khosla: Machines Will Replace 80 Percent of Doctors," *Wired*, September 4, 2012, www.wired.co.uk/news/archive/2012-09/04/doctors-replaced-with-machines.

16. Dave Asprey and J. J. Virgin, *The Bulletproof Diet: Lose Up to a Pound a Day, Reclaim Energy and Focus, Upgrade Your Life* ( New York: Rodale, 2014 ) , ebook, location 125.

17. Ray Kurzweil and Terry Grossman, *Fantastic Voyage: Live Long Enough to Live Forever* ( New York: Rodale, 2004 ) , 141.

18. 同上。

19. Betsy Isaacson, "Silicon Valley Is Trying to Make Humans Immortal—And Finding Some Success," *Newsweek*, March 5, 2015, www.newsweek.com/2015/03/13/silicon-valley-tryingmake-humans-immortal-and-finding-some-success-311402.html.

20. Jeff Bercovici, "How Peter Thiel Is Trying to Save the World," *Inc.*, July/August 2015, www.inc.com/magazine/201507/jeffbercovici/can-peter-thiel-save-the-world.html.

21. Line Goguen-Hughes, "Mindfulness and Innovation," *Mindful*, November 9, 2011, www.mindful.org/mindfulness-and-innovation/.

22. Soren Gordhamer, *Wisdom 2.0: The New Movement Toward Purposeful Engagement in Business and in Life* ( New York: HarperOne, 2013 ) , 4.

23. Katie Hing, "Monk Who Inspired Gwyneth Paltrow and Emma Watson

Now Worth £ 25 Million," *Mirror*, July 4, 2015, www.mirror.co.uk/3am/celebrity-news/monk-who-inspiredgwyneth-paltrow-6003291.

24. Bill Barol, "The Monk and the Mad Man Making Mindfulness for the Masses," *Fast Company*, January 28, 2015, www.fastcompany.com/3041402/body-week/the-monk-and-themad-man-making-mindfulness-for-the-masses.

25. Erin Anderssen, "Digital Overload: How We Are Seduced by Distraction," *Globe and Mail*, March 29, 2014, www.theglobeandmail.com/life/relationships/digital-overloadhow-we-are-seduced-by-distraction/article17725778/?page=all.

26. Harper Collins New Zealand promotional page for Soren Gordhamer, *Wisdom 2.0*, www.harpercollins.co.nz/9780061899256/wisdom-2-0.

27. David Gelles, "The Mind Business," *Financial Times*, August 24, 2012, www.ft.com/intl/cms/s/2/d9cb7940-ebea-11e1-985a-00144feab49a.html#axzz24gGdUpNS.

28. Marc Kaufman, "Meditation Gives Brain a Charge, Study Finds," *Washington Post*, January 3, 2005, www.washingtonpost.com/wp-dyn/articles/A43006-2005Jan2.html.

29. http://archinte.jamanetwork.com/article.aspx?articleid=1809754.

30. I. Plaza, M. M. Demarzo, P. Herrera-Mercadal, and J. García-Campayo, "Mindfulness-Based Mobile Applications: Literature Review and Analysis of Current Features," *Journal of Medical Internet Research mHealth uHealth* 1, no. 2 ( November 1, 2013 ) , www.ncbi.nlm.nih.gov/pubmed/25099314.

31. Jo Confino, "Google's Head of Mindfulness: 'Goodness Is Good for Business,'" *Guardian*, May 14, 2014, www.theguardian.com/sustainable-business/google-meditation-mindfulness-technology.

32. Emily McManus, "Why Aren't We Asking the Big Questions? A Q&A with Ruby Wax," *TED Blog*, October 10, 2012, http://blog.ted.com/why-arent-we-asking-the-big-questions-a-qawith-ruby-wax/.

## 第六章: 社会意义上的死亡

1. Susan Dominus, "The Lives They Lived; Ladies of the Gym Unite！，" *New York Times Magazine*, December 8, 2003, www.nytimes.com/2003/12/28/magazine/the-lives-they-livedladies-of-the-gym-unite.html.

2. Dick Cavett, "When That Guy Died on My Show," *Opinionator*（blog），*New York Times*, May 3, 2007, http://opinionator.blogs.nytimes.com/2007/05/03/when-that-guy-died-on-my-show/?_r=0.

3. Chris Crowley, "Harry Lodge: A Personal Memoir," *Younger Next Year*, March 16, 2017, www.youngernextyear.com/harry-lodgepersonal-memoir/.

4. Quoted in Howard M. Leichter, " 'Evil Habits' and 'Personal Choices'：Assigning Responsibility for Health in the 20th Century," *Milbank Quarterly* 81, no. 4（December 2003）: 603-26, www.ncbi.nlm.nih.gov/pmc/articles/PMC2690243/.

5. Raymond Downing, *Biohealth: Beyond Medicalization: Imposing Health*（Eugene, OR: Wipf and Stock Publishers, 2011）.

6. Ian Shapira, "What Kind of Cancer Killed Them? Obituaries for David Bowie and Others Don't Say," *Washington Post*, January 22, 2016, www.washingtonpost.com/local/what-kind-of-cancer-killed-themeobituaries-for-david-bowie-and-others-dont-say/2016/01/21/b4ac24e8-bf9a-11e5-83d4-42e3bceea902_story.html.

7. Walter Isaacson, *Steve Jobs*（New York: Simon and Schuster, 2011）, 224.

8. Mark Molesky, *This Gulf of Fire: The Destruction of Lisbon, Or Apocalypse in the Age of Science and Reason*（New York: Alfred A. Knopf, 2015）, 55.

9. "*PoèmesurledésastredeLisbonne*," Wikipedia, https://en.wikipedia.org/wiki/Po%C3%A8me_sur_le_d%C3%A9sastre_de_Lisbonne

10. 引自 Michael Fitzpatrick, *The Tyranny of Health: Doctors and the Regulation of Lifestyle*（New York: Routledge, 2002）, 9.

11. 引用同上。

12. Arun Gupta, "How TV Superchef Jamie Oliver's 'Food Revolution' Flunked Out," *AlterNet*, April 7, 2010, www.alternet.org/story/146354/how_tv_superchef_jamie_oliver's_ 'food _revolution' _flunked_out.

13. Gary Taubes, "What If It's All Been a Big Fat Lie?," *New York Times Magazine*, July 7, 2002, www.nytimes.com/2002/07/07/magazine/what-if-it-s-all-been-a-big-fat-lie.html.

14. John Steinbeck, *In Dubious Battle*（1936）.

15. "Death of Eric Garner," Wikipedia, https://en.wikipedia.org/wiki/Death_of_Eric_Garner.

16. Christopher Mathias, "I Love 'Loosies' : In Defense of Black Market Cigarettes," *Huffington Post*, April 6, 2011,www.huffingtonpost.com/christopher-mathias/i-love-loosies-indefense_b_845698.html.

17. Hilary Graham, "Gender and Class as Dimensions of Smoking Behaviour in Britain: Insights from a Survey of Mothers," *Social Science & Medicine* 38（1994）: 691-98.

18. Linda Tirado, "This Is Why Poor People's Bad Decisions Make Perfect Sense," *Huffington Post*, November 22, 2013,www.huffingtonpost.com/linda-tirado/why-poor-peoples-baddecisions-make-perfect-sense_b_4326233.html.

19. Aspen Institute Economic Opportunities Program, Working in America, "Retail Workforce, Employment and Job Quality," December 2015, https://assets.aspeninstitute.org/content/uploads/files/content/upload/Shop%20Til%20Who%20Drops%20-%20 Backgrounder%20-%20FINAL.pdf.

20. Gina Kolata, "A Surprising Secret to a Long Life: Stay in School," *New York Times*, January 3, 2007, www.nytimes.com/2007/01/03/health/03aging.html?_r=0.

21. Kimberly Palmer, "Do Rich People Live Longer?," *U.S. News & World Report*, February 14, 2012, http://money.usnews.com/money/personal-finance/

articles/2012/02/14/do-rich-peoplelive-longer.

22. Sabrina Tavernise, "Disparity in Life Spans of the Rich and the Poor Is Growing," *New York Times*, February 12, 2016, www.nytimes.com/2016/02/13/health/disparity-in-life-spans-ofthe-rich-and-the-poor-is-growing.html?

23. "Prescription Painkiller Overdoses at Epidemic Levels," CDC Newsroom, November 1, 2011, www.cdc.gov/media/releases/2011/p1101_flu_pain_killer_overdose.html.

24. Eugen Tomiuc, "Low Life Expectancy Continues to Plague Former Soviet Countries," Radio Free Europe/Radio Liberty, April 2, 2013, www.rferl.org/content/life-expectancy-cis-report/24946030.html.

25. Tom Engelhardt, quoted in Barbara Ehrenreich, *Dancing in the Streets: A History of Collective Joy* ( New York: Metropolitan Books, 2006 ), 161.

26. 同上, 162。

27. Alex Cohen, "The Mental Health of Indigenous Peoples: An International Overview," *Cultural Survival Quarterly Magazine*, June 1999, www.culturalsurvival.org/ourpublications/csq/article/the-mental-health-indigenous-peoples-an-international-overview.

28. G. William Domhoff, "Wealth, Income, and Power," WhoRulesAmerica.net, September 2005, updated April 2017, www2.ucsc.edu/whorulesamerica/power/wealth.html.

29. Judy Peres, "Workplace Wellness Programs Popular, but Do They Improve Health?," *Chicago Tribune*, December 12, 2014, www.chicagotribune.com/news/ct-workplace-wellnessmet-20141212-story.html.

30. Absolute Travel, http://absolutetravel.com/special-interest-traveltours/wellness-retreats/.

31. "Purity of Heart Is to Will One Thing by Sören [ *sic* ] Kierkegaard," www.religion-online.org/showbook.asp?title=2523.

## 第七章: 冲突与和谐的战争

1. Quoted in David Kaiser, *How the Hippies Saved Physics: Science, Counterculture, and the Quantum Revival* ( New York: W. W. Norton, 2011 ) , 266.

2. Penny Lewis, *Integrative Holistic Health, Healing, and Transformation: A Guide for Practitioners, Consultants, and Administrators* ( Springfield, IL: Charles C. Thomas, 2002 ) , 20.

3. 同上, 21。

4. "Systems and Systems Thinking," Encyclopedia.com, www.encyclopedia.com/science/encyclopedias-almanacstranscripts-and-maps/systems-and-systems-thinking.

5. Joel C. Magnuson, "Pathways to a Mindful Economy," *Society and Economy* 29, no. 2 ( 2007 ) : 253-84, www.jstor.org/stable/41472084?seq=1#page_scan_tab_contents.

6. George Plopper, *Principles of Cell Biology* ( Burlington, MA: Jones & Bartlett Learning, 2014 ) .

7. "William Harvey," www.umich.edu/~ece/student_projects/anatomy/people_pages/harvey.html.

8. George Johnson, *The Cancer Chronicles: Unlocking Medicine's Deepest Mystery* ( New York: Alfred A. Knopf, 2013 ) , 143; Brett Israel, "How Many Cancers Are Caused by the Environment?," *Scientific American* via *Environmental Health News*, May 21, 2010, www.scientificamerican.com/article/how-many-cancers-arecaused-by-the-environment/.

9. DeLisa Fairweather and Noel R. Rose, "Women and Autoimmune Diseases," *Emerging Infectious Diseases* 10, no. 11 ( 2004 ) : 2005-11, wwwnc.cdc.gov/eid/article/10/11/04-0367_article.

10. Quoted in Alfred I. Tauber, "Immunology and the Enigma of Selfhood," in *Growing Explanations: Historical Perspective on Recent Science*, ed. M. Norton

Wise（Durham, NC: Duke University Press, 2004）, 207.

11. Alfred I. Tauber, *The Immune Self: Theory or Metaphor?*（Cambridge: Cambridge University Press, 1994）, 141.

12. Quoted in Emily Martin, "Toward an Anthropology of Immunology: The Body as Nation State," *Medical Anthropology Quarterly*, New Series, vol. 4, no. 4（December 1990）: 410-26, quote on 411.

13. Quoted in Warwick Anderson and Ian R. Mackay, *Intolerant Bodies: A Short History of Autoimmunity*（Baltimore: Johns Hopkins University Press, 2014）, 89.

14. Lois N. Magner, *A History of Infectious Diseases and the Microbial World*（Healing Society: Disease, Medicine, and History）（Westport, CT: Praeger, 2009）, 205.

15. Quoted in Anderson and Mackay, *Intolerant Bodies*, 89.

16. "Talking to Your Child About Menstruation," KidsHealth, http://kidshealth.org/parent/positive/talk/talk_about_menstruation.html#.

17. Karol Maybury, "A Positive Approach to Menarche and Menstruation," Society for the Psychology of Women, American Psychological Association, www.apadivisions.org/division-35/news-events/news/menstruation.aspx.

18. "Margie Profet," Wikipedia, https://en.wikipedia.org/wiki/Margie_Profet.

19. Brendan Maher, "Missing Biologist Surfaces, Reunites with Family," Nature.com, May 31, 2012, http://blogs.nature.com/news/2012/05/missing-biologist-surfaces-reunites-with-family.html.

20. Austin Burt and Robert Trivers, *Genes in Conflict: The Biology of Selfish Genetic Elements*（Cambridge, MA: Harvard University Press, 2006）, 3.

21. Suzanne Sadedin, "What Is the Evolutionary Benefit or Purpose of Having Periods?," Quora, updated November 7, 2016, www.quora.com/What-is-the-evolutionary-benefit-or-purpose-of-having-periods.

## 第八章: 细胞通敌

1. Ruqaiyyah Siddiqui and Naveed Ahmed Khan, "Acanthamoeba Is an Evolutionary Ancestor of Macrophages: A Myth or Reality?," *Experimental Parasitology* 130, no. 2（February 2012）: 95-97, http://ecommons.aku.edu/cgi/viewcontent.cgi?article=1015&context=pakistan_fhs_mc_bbs.

2. Emily Martin, "Toward an Anthropology of Immunology: The Body as Nation State."

3. Abul K. Abbas, Andrew H. Lichtman, and Shiv Pillai, *Cellular and Molecular Immunology*, 8th ed.（Philadelphia: Elsevier, 2015）, 110-11.

4. See, for example, David A. Hume, "Macrophages as APC and the Dendritic Cell Myth," *Journal of Immunology* 181（2008）: 5829-35, www.jimmunol.org/content/181/9/5829.full.pdf.

5. Quoted in Gary Stix, "A Malignant Flame," *Scientific American*, July 1, 2008, www.scientificamerican.com/article/a-malignantflame-2008-07/.

6. Ross Pelton with Lee Overholser, *Alternatives in Cancer Therapy: The Complete Guide to Non-Traditional Treatments*（New York: Fireside, 1994）, 234.

7. Jerome Groopman, "The T-Cell Army," *New Yorker*, April 23, 2012, www.newyorker.com/magazine/2012/04/23/the-t-cell-army.

8. Toshifumi Fujiwara et al., "Macrophage Infiltration Predicts a Poor Prognosis for Human Ewing Sarcoma," *American Journal of Pathology* 179, no.（2011）: 1157-70, www.ncbi.nlm.nih.gov/pmc/articles/PMC3157220/.

9. Denise Grady, "Harnessing the Immune System to Fight Cancer," *New York Times*, July 30, 2016, www.nytimes.com/2016/07/31/health/harnessing-the-immune-system-to-fight-cancer.html?_r=0.

10. John Condeelis and Jeffrey W. Pollard, "Macrophages: Obligate Partners for Tumor Cell Migration, Invasion, and Metastasis," *Cell* 124, no. 2（January 2006）: 263-66, www.cell.com/cell/abstract/S0092-8674%2806%2900055-9.

11. S. Su et al. "A Positive Feedback Loop Between Mesenchymal-Like Cancer Cells and Macrophages Is Essential to Breast Cancer Metastasis," *Cancer Cell* 25, no. 5（May 12, 2014）: 605-20, www.ncbi.nlm.nih.gov/pubmed/24823638.

12. Condeelis and Pollard, "Macrophages: Obligate Partners for Tumor Cell Migration, Invasion, and Metastasis."

13. "ASCB Celldance 2015 'Spying on Cancer Cell Invasion,'" YouTube, uploaded January 21, 2016, www.youtube.com/watch?v=IvyJKrx5Xmw.

14. Francis Collins, "Cool Videos: Spying on Cancer Cell Invasion," *NIH Director's Blog*, National Institutes of Health, February 4, 2016, https:// directorsblog.nih.gov/2016/02/04/cool-videosspying-on-cancer-cell-invasion/.

15. A. Schmall et al., "Macrophage and Cancer Cell Cross-Talk via CCR2 and CX3CR1 Is a Fundamental Mechanism Driving Lung Cancer," *American Journal of Respiratory and Critical Care Medicine* 191, no. 4（2015）: 437-47, www.ncbi. nlm.nih.gov/pubmed/25536148.

16. Carly Bess Williams, Elizabeth S. Yeh, and Adam C. Soloff, "Tumor-Associated Macrophages: Unwitting Accomplices in Breast Cancer Malignancy," *NPJ Breast Cancer* 2（2016）, www.nature.com/articles/npjbcancer201525.

17. pHisohex, www.phisohex.com.au/.

18. Emil A. Tanghetti, "The Role of Inflammation in the Pathology of Acne," *Journal of Clinical and Aesthetic Dermatology* 6, no. 9（2013）: 27-35, www.ncbi. nlm.nih.gov/pmc/articles/PMC3780801/.

19. Jerome Groopman, "Inflamed: The Debate over the Latest Cure-All Craze," *New Yorker*, November 30, 2015, www.newyorker.com/ magazine/2015/11/30/inflamed.

20. 同上。

21. Ira Tabas and Karin E. Bornfeldt, "Macrophage Phenotype and Function in Different Stages of Atherosclerosis," *Circulation Research* 118（2016）: 653-67, http://circres.ahajournals.org/content/118/4/653.abstract.

22. Groopman, "Inflamed."

23. "Should You Buy Into an Anti-inflammatory Diet?," Conscien-Health, http://conscienhealth.org/2015/06/should-you-buy-intoanti-inflammatory-diet/.

24. David M. Mosser and Justin P. Edward, "Exploring the Full Spectrum of Macrophage Activation," *Nature Reviews Immunology* 8, no. 12（December 2008）: 958-69, www.ncbi.nlm.nih.gov/pmc/articles/PMC2724991/.

25. Fabrice Merien, "A Journey with Elie Metchnikoff: From Innate Cell Mechanisms in Infectious Diseases to Quantum Biology," *Frontiers in Public Health* 4（2016）: 125, www.ncbi.nlm.nih.gov/pmc/articles/PMC4909730/.

26. Mosser and Edward, "Exploring the Full Spectrum of Macrophage Activation."

27. Simon Hallam et al., "Activated Macrophages in the Tumour Microenvironment—Dancing to the Tune of TLR and NF- κB," *Journal of Pathology* 219, no. 2（2009）: 143-52, www.ncbi.nlm.nih.gov/pmc/articles/PMC2935674/.

## 第九章: 微小的头脑

1. Paul de Kruif, *Microbe Hunters*（New York: Harvest, 1996; originally published 1926）, 201.

2. Alfred I. Tauber, *The Immune Self: Theory or Metaphor?*（Cambridge: Cambridge University Press, 1994）, 19.

3. 同上，26。

4. G. Balázsi, A. van Oudenaarden, and J. J. Collins, "Cellular Decision Making and Biological Noise: From Microbes to Mammals," *Cell* 144, no. 6（2011）: 910-25, www.ncbi.nlm.nih.gov/pubmed/21414483.

5. H. Parsa, R. Upadhyay, and S. K. Sia, "Uncovering the Behaviors of Individual Cells Within a Multicellular Microvascular Community," *Proceedings of the National Academy of Sciences* 108, no. 12（2011）: 5133-38, www.ncbi.nlm.

nih.gov/pubmed/21383144.

6. Emily Singer, "Evolution of an Individual's Cancer Can Be Tracked Cell by Cell," *Quanta* magazine via *Scientific American*, November 15, 2013, www.scientificamerican.com/article.cfm?id=evolution-of-anindividuals-can-be-tracked-cell-by-cell.

7. Jamie A. Lopez et al., "Rapid and Unidirectional Perforin Pore Delivery at the Cytotoxic Immune Synapse," *Journal of Immunology* 191, no. 5（2013）: 2328-34, www.jimmunol.org/content/191/5/2328.

8. Sindy H. Wei, Ian Parker, Mark J. Miller, and Michael D. Cahalan, "A Stochastic View of Lymphocyte Motility and Trafficking Within the Lymph Node," *Immunological Reviews* 195（2003）: 136-59, http://parkerlab.bio.uci.edu/publication%20attachments/Wei_ImmRev2003_119.pdf.

9. "Coturnix," "And Now the Scientists Will Do Whatever They Damned Please（Start Shouting, Most Likely）," *ScienceBlogs*, May 15, 2007, http://scienceblogs.com/clock/2007/05/15/and-nowthe-scientists-will-do/.

10. Bob Holmes, "Fruit Flies Display Rudimentary Free Will," *New Scientist*, May 16, 2007, www.newscientist.com/article/dn11858-fruit-flies-display-rudimentary-free-will/.

11. Lanying Zeng et al., "Decision Making at a Subcellular Level Determines the Outcome of Bacteriophage Infection," *Cell* 141, no. 4（2010）: 682-91, www.ncbi.nlm.nih.gov/pmc/articles/PMC2873970/.

12. "Freeman J. Dyson Interview," *Think Atheist*, April 5, 2010, www.thinkatheist.com/group/thinkingape/forum/topics/freeman-j-dyson-interview.

13. Jessica Riskin, *The Restless Clock: A History of the Centuries-Long Argument over What Makes Things Tick*（Chicago: University of Chicago Press, 2016）, 3.

14. 同上。

15. Carolyn Merchant, *The Death of Nature: Women, Ecology, and the*

*Scientific Revolution*（New York: HarperCollins, 1982）.

## 第十章: 成功老龄化

1. Chris Crowley and Henry S. Lodge, *Younger Next Year: Live Strong, Fit, and Sexy—Until You're 80 and Beyond*（New York: Workman, 2004）, 49.

2.同上，111。

3. "Jeanne Calment," Wikipedia, https://en.wikipedia.org/wiki/Jeanne_Calment.

4. Sarah Lamb et al., *Successful Aging as a Contemporary Obsession: Global Perspectives*.（New Brunswick, NJ: Rutgers University Press, 2017）.

5.《老年学家》（*The Gerontologist*）杂志以"成功老龄化的特殊问题"（Special Issue on Successful Aging）为题出版了 2015 年 2 月号，思考过去和未来的概念。除了正式的老年学，又见 *Daedalus: Journal of the American Academy of the Arts and Sciences* 2015 年春季刊 "为社会成功老龄化"（Successful Aging of Societies）专刊。又见 John W. Rowe 和 Robert L. Kahn, "Successful Aging 2.0: Conceptual Expansions for the 21st Century," *Journals of Gerontology, Series B: Psychological Sciences and Social Sciences* 70, no. 4（2015）: 593-96.

6. 此次会议全称 "European Year for Active Aging and Solidarity Between Generations"。参见 http://ec.europa.eu/archives/ey2012/.

7. Sarah Lamb, "Permanent Personhood or Meaningful Decline? Toward a Critical Anthropology of Successful Aging," *Journal of Aging Studies* 29（2014）: 41-52, https://medschool.vanderbilt.edu/psychiatry-geriatric-fellowship/files/psychiatry-geriatric-fellowship/public_files/Aging%20-%20meaningful%20decline.pdf.

8. Crowley and Lodge, *Younger Next Year*, 29.

9. Richard Conniff, "The Hunger Gains: Extreme Calorie-Restriction Diet Shows Anti-Aging Results," *Scientific American*, February 16, 2016, www.scientificamerican.com/article/the-hunger-gains-extremecalorie-restriction-diet-

shows-anti-aging-results/.

10. Roger Landry, "The Person Who Will Live to Be 150 Is Alive Today—Could He Be You?," *U.S. News & World Report*, August 19, 2015, via Yahoo News, www.yahoo.com/news/personlive-150-alive-today-could-110000115.html?ref=gs.

11. Quoted in Lynne Segal, *Out of Time: The Pleasures and the Perils of Ageing* ( New York: Verso, 2014 ) , 178.

12. Deirdre Carmody, "At Lunch With: Betty Friedan; Trying to Dispel 'The Mystique of Age' at 72," *New York Times*, September 15, 1993, www.nytimes.com/books/99/05/09/specials/friedan-lunch.html.

13. U.S. Census Bureau, "Mobility Is Most Common Disability Among Older Americans, Census Bureau Reports," press release, December 2, 2014, www.census.gov/newsroom/press-releases/2014/cb14-218.html.

14. Stewart Green, "Death on Mount Everest," ThoughtCo., March 2, 2017, www.thoughtco.com/death-on-mount-everest-755907.

15. See, for example, International Mountain Guides, www.mountainguides.com/everest-south.shtml.

16. Paula Span, "High Disability Rates Persist in Old Age," *New York Times*, July 8, 2013, http://newoldage.blogs.nytimes.com/2013/07/08/high-disability-rates-persist-in-old-age/?_r=0.

17. Cavan Sieczkowski, "Blake Lively Announces Lifestyle Company Similar to Gwyneth Paltrow's GOOP," *Huffington Post*, September 26, 2013, www.huffingtonpost.com/2013/09/26/blake-livelylifestyle-company_n_3997565.html.

18. Molly Young, "How Amanda Chantal Bacon Perfected the Celebrity Wellness Business," *New York Times Magazine*, May 25, 2017, www.nytimes.com/2017/05/25/magazine/how-amandachantal-bacon-perfected-the-celebrity-wellness-business.html.

19. "The Importance of Touch for Seniors," *The Arbors Blog*, March 23, 2017, http://blog.arborsassistedliving.com/importance-oftouch-for-seniors.

20. Siyi Chen, "Intimacy for Rent: Inside the Business of Paid Cuddling," *Quartz*, October 6, 2016, https://qz.com/779547/intimacy-for-rent-inside-the-business-of-paid-cuddling/.

21. Martha Savaria Morris, "The Role of B Vitamins in Preventing and Treating Cognitive Impairment and Decline," *Advances in Nutrition* 3（2012）: 801-12, http://advances.nutrition.org/content/3/6/801.full.

22. Katarzyna Szarc vel Szic, Ken Declerck, Melita Vidakovi?, and Wim Vanden Berghe, "From Inflammaging to Healthy Aging by Dietary Lifestyle Choices: Is Epigenetics the Key to Personalized Nutrition?," *Clinical Epigenetics* 7, no. 1（2015）: 33, www.ncbi.nlm.nih.gov/pmc/articles/PMC4389409/.

23. "Blocking Brain Inflammation 'Halts Alzheimer's Disease,'" BBC News, January 8, 2016, www.bbc.com/news/health-35254649.

24. Philip Roth, *Everyman*（Boston: Houghton Mifflin Harcourt, 2006）, 155.

25. Kathryn Higgins, "The Immune Cell, the Neutrophil—The Good, the Bad, or the Ugly?," *Brainwaves*, February 21, 2012, www.sciencebrainwaves.com/the-immune-cell-the-neutrophil-thegood-the-bad-or-the-ugly/.

26. Alfred I. Tauber, *The Immune Self*, 8.

27. Quoted in Mary Roach, *Stiff: The Curious Lives of Human Cadavers*（New York: W. W. Norton, 2003）, 68.

## 第十一章：发明自己

1. Henry Wadsworth Longfellow, "A Psalm of Life," Poetry Foundation, www.poetryfoundation.org/poems-and-poets/poems/detail/44644.

2. Gary Petty, "What Does the Bible Say About the 'Immortal Soul,'" *Beyond Today*, July 15, 1999, www.ucg.org/the-good-news/what-does-the-bible-say-about-the-immortal-soul.

3. Lionel Trilling, *Sincerity and Authenticity*（Cambridge, MA: Harvard University Press, 1973）, 19.

4. Jean-Jacques Rousseau, *The Confessions and Correspondence, Including the Letters to Malesherbes*, trans. Christopher Kelly ( Hanover, NH: University Press of New England, 1995 ) , ebook, location 693.

5. John O. Lyons, *The Invention of the Self: The Hinge of Consciousness in the Eighteenth Century* ( Carbondale: Southern Illinois University Press, 1978 ) .

6. "Martin Guerre," Wikipedia, https://en.wikipedia.org/wiki/Martin_Guerre.

7. Garth Amundson, "Psychotherapy, Religion, and the Invention of the Self," *Therapy View: Musings on the Work and Play of Psychotherapy*, November 1, 2015, https://therapyviews.com/2015/11/01/do-psychiatric-drugs-offer-a-meaningful-resolution-ofhuman-suffering/.

8. Marino Perez-Alvarez, "Hyperreflexivity as a Condition of Mental Disorder: A Clinical and Historical Perspective," *Psicothema* 20, no. 2 ( 2008 ) : 181-87.

9. "Worshiping Yourself," *The Twisted Rope*, March 6, 2014, https://thetwistedrope.wordpress.com/2014/03/06/worshipingyourself/.

10. Barbara Ehrenreich, *Dancing in the Streets: A History of Collective Joy* ( New York: Metropolitan Books, 2006 ) .

11. Herbert Fingarette, *Death: Philosophical Soundings* ( Chicago: Open Court, 1999 ) , 34-35.

12. Alex Lickerman, "Overcoming the Fear of Death," *Psychology Today*, October 8, 2009, www.psychologytoday.com/blog/happinessin-world/200910/overcoming-the-fear-death.

13. Robert C. Solomon, *Spirituality for the Skeptic: The Thoughtful Love of Life* ( Oxford: Oxford University Press, 2006 ) , 120.

14. Amundson, "Psychotherapy, Religion, and the Invention of the Self."

15. Noah Shachtman, "Troops Use 'Samurai' Meditation to Soothe PTSD," *Wired*, October 8, 2008, www.wired.com/2008/10/samurai-soldier/.

16. "Rupert Brooke's Obituary in *The Times*," http://exhibits.lib.byu.edu/wwi/poets/rbobituary.html.

17. "Joe Hill," Union Songs, http://unionsong.com/u017.html.

18. Daniel Goleman, "The Experience of Touch: Research Points of a Critical Role," *New York Times*, February 2, 1988, www.nytimes.com/1988/02/02/science/the-experience-of-touchresearch-points-to-a-critical-role.html?pagewanted=all.

19. Robinson Meyer, "Human Extinction Isn't That Unlikely," *Atlantic*, April 29, 2016, www.theatlantic.com/technology/archive/2016/04/a-human-extinction-isnt-that-unlikely/480444/.

20. "The Irreconcilable Acceptance of Near-Term Extinction," *Nature Bats Last*, April 28, 2013, https://guymcpherson.com/2013/04/the-irreconcilable-acceptance-of-near-term-extinction/.

## 第十二章: 杀死自己, 为生机盎然的世界欢欣鼓舞

1. "Jacques Monod," Today in Science History, https://todayinsci.com/M/Monod_Jacques/MonodJacques-Quotations.htm.

2. "The Triumph of Abrahamic Monotheism?," *Religion Today*, November 2, 2011, http://religion-today.blogspot.com/2011/11/triumph-of-abrahamic-monotheism.html.

3. Jessica Riskin, *The Restless Clock: A History of the Centuries-Long Argument over What Makes Things Tick* ( Chicago: University of Chicago Press, 2016 ) , 3.

4. Jackson Lears, "Material Issue," *The Baffler*, no. 32 ( September 2016 ) , https://thebaffler.com/salvos/material-issue-lears.

5. George Dvorsky, "Prominent Scientists Sign Declaration That Animals Have Conscious Awareness, Just Like Us," Gizmodo, August 23, 2012, http://io9.gizmodo.com/5937356/prominent-scientists-signdeclaration-that-animals-have-conscious-awareness-just-like-us.

6. Stephen Hawking, "The Origin of the Universe," Hawking.org.uk, www.hawking.org.uk/the-origin-of-the-universe.html.

7. Rolf Ent, Thomas Ullrich, and Raju Venugopalan, "The Glue That Binds Us," *Scientific American*, May 2015, www.bnl.gov/physics/NTG/linkable_files/pdf/SciAm-Glue-Final.pdf.

8. David Rieff, *Swimming in a Sea of Death: A Son's Memoir* ( New York, Simon & Schuster, 2008 ), 167.

9. 同上。

10. Michael Pollan, "The Trip Treatment," *New Yorker*, February 9 2015, www.newyorker.com/magazine/2015/02/09/trip-treatment.

11. 同上。

12. 同上。

13. Simon G. Powell, *Magic Mushroom Explorer: Psilocybin and the Awakening Earth* ( South Paris, ME: Park Street Press, 2015 ) , 30.

14. Pollan, "The Trip Treatment."

15. "Bertolt Brecht: When in My White Room at the Charité," reproduced at *Tom Clark Beyond the Pale*, January 12, 2012, http://tomclarkblog.blogspot.com/2012/01/bertolt-brechtwhen-in-my-white-room-at.html.

**图书在版编目（CIP）数据**

与身体为敌 /（美）芭芭拉·艾伦瑞克著；梁卿译. -- 北京：北京时代华文书局，2020.9

书名原文：Natural Causes: An Epidemic of Wellness, the Certainty of Dying, and Killing Ourselves to Live Longer

ISBN 978-7-5699-3623-0

Ⅰ．①与… Ⅱ．①芭… ②梁… Ⅲ．①保健—通俗读物 Ⅳ．① R161-49

中国版本图书馆 CIP 数据核字（2020）第 057008 号

**北京市版权著作权合同登记号　　图字：01-2019-1910**

Copyright © 2018 by Barbara Ehrenreich

Barbara Ehrenreich

*Natural Causes: An Epidemic of Wellness, the Certainty of Dying, and Killing Ourselves to Live Longer*

# 与身体为敌
## YU SHENTI WEI DI

著　者｜［美］芭芭拉·艾伦瑞克
译　者｜梁　卿

出 版 人｜陈　涛
策划编辑｜韩　笑　黄思远
责任编辑｜黄思远
营销编辑｜俞嘉慧　赵莲溪
封面设计｜M<sup>oo</sup> Design
责任印制｜訾　敬

出版发行｜北京时代华文书局 http://www.bjsdsj.com.cn
　　　　　北京市东城区安定门外大街 138 号皇城国际大厦 A 座 8 楼
　　　　　邮编：100011　电话：010-64267955　64267677
印　　刷｜三河市嘉科万达彩色印刷有限公司　电话：0316-3156777
　　　　　（如发现印装质量问题，请与印刷厂联系调换）
开　　本｜880mm×1230mm　1/32　印　张｜8.75　字　数｜140 千字
版　　次｜2021 年 4 月第 1 版　　印　次｜2021 年 4 月第 1 次印刷
书　　号｜ISBN 978-7-5699-3623-0
定　　价｜59.00 元